Kreuzen wie im Physikum

Kreuzen wie im Physikum

Die Original IMPP-Fragen des Physikums Herbst 2014

Erster Abschnitt der Ärztlichen Prüfung

2. Tag

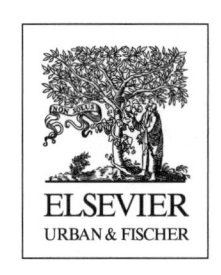

URBAN & FISCHER München

Zuschriften an:
Elsevier GmbH, Urban & Fischer Verlag, Hackerbrücke 6, 80335 München
E-Mail medizinstudium@elsevier.com

Wichtiger Hinweis für den Benutzer
Die Erkenntnisse in der Medizin unterliegen laufendem Wandel durch Forschung und klinische Erfahrungen. Herausgeber und Autoren dieses Werkes haben große Sorgfalt darauf verwendet, dass die in diesem Werk gemachten therapeutischen Angaben (insbesondere hinsichtlich Indikation, Dosierung und unerwünschter Wirkungen) dem derzeitigen Wissensstand entsprechen. Das entbindet den Nutzer dieses Werkes aber nicht von der Verpflichtung, anhand weiterer schriftlicher Informationsquellen zu überprüfen, ob die dort gemachten Angaben von denen in diesem Werk abweichen und seine Verordnung in eigener Verantwortung zu treffen.

Bibliografische Information der Deutschen Nationalbibliothek
Die Deutsche Nationalbibliothek verzeichnet diese Publikation in der Deutschen Nationalbibliografie; detaillierte bibliografische Daten sind im Internet über http://www.d-nb.de/ abrufbar.

Alle Rechte vorbehalten
1. Auflage 2015
© Elsevier GmbH, München
Der Urban & Fischer Verlag ist ein Imprint der Elsevier GmbH.

15 16 17 18   5 4 3 2 1

Für Copyright in Bezug auf das verwendete Bildmaterial: Institut für medizinische und pharmazeutische Prüfungsfragen (IMPP), Mainz.

Die Prüfungsaufgaben sind urheberrechtlich geschützt. Inhaber der Urheberrechte an den Aufgaben ist das Institut für medizinische und pharmazeutische Prüfungsfragen (IMPP) in 55116 Mainz. Ohne Zustimmung des IMPP ist jede Nutzung der Aufgaben außerhalb der engen Grenzen des Urheberrechtsgesetzes unzulässig.

Das Werk einschließlich aller seiner Teile ist urheberrechtlich geschützt. Jede Verwertung außerhalb der engen Grenzen des Urheberrechtsgesetzes ist ohne Zustimmung des Verlages unzulässig und strafbar. Das gilt insbesondere für Vervielfältigungen, Übersetzungen, Mikroverfilmungen und die Einspeicherung und Verarbeitung in elektronischen Systemen.

Planung und Lektorat: Susanne Szczepanek
Lektorat und Herstellung: Cornelia von Saint Paul
Satz: abavo GmbH, Buchloe/Deutschland; TnQ, Chennai/Indien
Druck und Bindung: Drukarnia Dimograf, Bielsko-Biała, Polen
Umschlaggestaltung: SpieszDesign, Neu-Ulm

ISBN Print 978-3-437-41133-5

Aktuelle Informationen finden Sie im Internet unter www.elsevier.de und www.elsevier.com.

Erster Abschnitt der Ärztlichen Prüfung
Zweiter Tag

STOFFGEBIET III

Biologie für Mediziner und Anatomie
100 Aufgaben

STOFFGEBIET IV

Grundlagen der Medizinischen Psychologie und
der Medizinischen Soziologie
60 Aufgaben

Achten Sie zur Vermeidung von Nachteilen bitte auf
<u>eindeutige</u> Markierungen auf Ihrem Antwortbeleg!

© Institut für medizinische und pharmazeutische Prüfungsfragen, Mainz

Die Prüfungsaufgaben sind urheberrechtlich geschützt. Alle Rechte bleiben vorbehalten. Jegliche Nutzung, insbesondere die Vervielfältigung, Verbreitung, Bearbeitung sowie Umgestaltung – auch auszugsweise – ist nur mit ausdrücklicher schriftlicher Genehmigung des IMPP zulässig.

1   Die wichtigsten Zytoskelettelemente sollen nach ihrem durchschnittlichen Durchmesser in aufsteigender Reihenfolge angeordnet werden.

   Welche der Anordnungen trifft zu?

   (A) Mikrotubuli < Intermediärfilamente < Aktin-Filamente

   (B) Mikrotubuli < Aktin-Filamente < Intermediärfilamente

   (C) Intermediärfilamente < Mikrotubuli < Aktin-Filamente

   (D) Intermediärfilamente < Aktin-Filamente < Mikrotubuli

   (E) Aktin-Filamente < Intermediärfilamente < Mikrotubuli

2   Ein Protein, das typischerweise an freien Ribosomen gebildet wird, ist

   (A) Elastin

   (B) Fibronektin

   (C) Matrix-Metalloproteinase

   (D) Prokollagen

   (E) Tubulin

3   Lipofuszin findet sich typischerweise

   (A) in primären Lysosomen

   (B) in Mitochondrien

   (C) in Residualkörpern

   (D) in Peroxisomen

   (E) im Golgi-Apparat

4   Die Abbildung Nr. 1 der Bildbeilage zeigt die immunhistochemische Darstellung eines Kathepsins in zwei Nervenzellen.

Welcher Organelle ist die Immunreaktivität am ehesten zuzuordnen?

(A) Lysosomen

(B) Peroxisomen

(C) Mitochondrien

(D) synaptischen Vesikeln

(E) Melanosomen

5   In Peroxisomen wird/werden typischerweise abgebaut:

(A) langkettige DNA

(B) langkettige Zucker

(C) kurzkettige RNA

(D) sehr langkettige Fettsäuren

(E) kurzkettige Proteine

6   Die Endosymbiontentheorie bezieht sich am ehesten auf das Vorhandensein welches/welcher der genannten Bestandteile der eukaryonten Zelle?

(A) endoplasmatisches Retikulum

(B) Golgi-Apparat

(C) Lysosomen

(D) Mitochondrien

(E) Ribosomen

7   Welche(s) der genannten Intermediärfilamente liegen/liegt typischerweise der Kernmembran von innen an?

   (A) basische Keratine

   (B) saure Keratine

   (C) Lamin

   (D) Neurofilament

   (E) Vimentin

8   Am ehesten als immunhistochemisch nachweisbarer Marker für Fettzellen geeignet ist

   (A) Desmin

   (B) Keratin

   (C) Lamin A

   (D) Lamin B

   (E) Vimentin

9   Die ringförmig angeordneten neun Mikrotubulusdoubletten in einem Kinozilium sind verbunden durch

   (A) Centrinfilamente

   (B) Desmin

   (C) Nexinbrücken

   (D) Speichenproteine

   (E) Vimentin

10 Typische Transmembranproteine der Desmosomen bei Epithelzellen sind:

   (A) Aktinfilamente

   (B) Cadherine

   (C) Catenine

   (D) Integrine

   (E) Keratinfilamente

11 Welches Molekül bildet typischerweise die Ankerfibrillen zur Verankerung der Basallamina in der Lamina fibroreticularis?

   (A) Entactin (Nidogen)

   (B) Desmoglein

   (C) Kollagen (Typ VII)

   (D) Laminin

   (E) Perlecan

12 Die erste Reifeteilung der Oozyten wird abgeschlossen

   (A) im 5. Embryonalmonat

   (B) zum Zeitpunkt der Geburt

   (C) vor (bei) der Ovulation

   (D) während der Imprägnation

   (E) während der Syngamie

13 Am ehesten typisch für die Apoptose ist:

(A) initiale Rupturierung der Plasmamembran

(B) Sekretion lysosomaler Enzyme

(C) Freisetzung von Histamin

(D) Entstehung membranbegrenzter Zellfragmente

(E) Auslösung einer Entzündungsreaktion

14 Etwa wie viele aufeinanderfolgende Basenpaare sind im Allgemeinen in einer Windung der DNA-Doppelhelix enthalten?

(A) 10

(B) 13

(C) 16

(D) 20

(E) 25

15 In welchem der folgenden Bereiche der Anzahl von Nucleotidabfolgen liegt die Länge einer Wiederholungseinheit bei einem Minisatelliten am ehesten?

(A) 3–100 nt

(B) 100–150 nt

(C) 150–200 nt

(D) 200–300 nt

(E) 300–500 nt

16 Die sog. Barr-Körperchen

(A) finden sich in großer Anzahl im Zytoplasma eukaryontischer Zellen

(B) sind inaktivierte Y-Chromosomen

(C) werden autosomal rezessiv vererbt

(D) sind inaktivierte X-Chromosomen

(E) sind ein charakteristisches Strukturmerkmal von Neuronen neugeborener Jungen

17 Über welche Strukturen verfügen sowohl Prokaryonten als auch Eukaryonten?

(A) Golgi-Vesikel

(B) Lysosomen

(C) Mitochondrien

(D) Nukleolen

(E) Ribosomen

18 Das differenzielle Bild der diagnostisch wichtigen Gram-Färbung bei grampositiven Bakterien (violett) und bei gramnegativen Bakterien (rot) beruht in erster Linie auf welcher Besonderheit der grampositiven Bakterien?

(A) stärkere Basophilie

(B) Undurchlässigkeit der Zellwand für den violetten Farbstoff

(C) mehrschichtiges Murein

(D) Wachse in der Zellwand

(E) Einlagerung von Glykogen

19 Welche typische Bakterien-Morphologie erwarten Sie am ehesten bei der Gram-Färbung von Material aus einem abgekapselten, eitrigen Abszess?

(A) grampositive Kokken, paarig gelagert

(B) grampositive Kokken, in Reihen gelagert

(C) grampositive Kokken, in Haufen gelagert

(D) gramnegative Kokken, paarig gelagert

(E) gramnegative Stäbchen, in Haufen gelagert

20 Welche Antibiotika blockieren die Translation in Bakterien?

(A) Glykopeptide, z. B. Vancomycin

(B) Gyrase-Hemmer

(C) Penicilline

(D) Sulfonamide

(E) Tetracycline

21 Aus dem Epithel der Rathke-Tasche entsteht

(A) der Sinus cervicalis

(B) der Recessus infundibularis

(C) die Adenohypophyse

(D) die Tuba auditiva

(E) der äußere Gehörgang

22 In welche embryonale Struktur zieht am ehesten ein R. dorsalis (posterior) eines Spinalnervs?

   (A) Epimer
   (B) Myoseptum
   (C) Hypochord
   (D) parietale Wand des Zöloms
   (E) Wand des Darmrohres

23 Welche Struktur(en) findet/finden sich beim weiblichen Geschlecht in der Gonade während der vorgeburtlichen Entwicklung?

   (A) Wolff-Gang
   (B) Müller-Gang
   (C) Primordialfollikel
   (D) Corpus luteum
   (E) Polkörperchen

24

Diese Frage wurde nachträglich vom IMPP entfernt und darf nicht abgedruckt werden.

25 Microplicae sind am ehesten typisch für

(A) verhorntes mehrschichtiges Plattenepithel

— (B) unverhorntes mehrschichtiges Plattenepithel

(C) respiratorisches Epithel

(D) Enterozyten

(E) Nebenhodengangsepithelien

26 Welche Kollagenform überwiegt in den organischen Matrixkomponenten des Knochens?

— (A) Kollagen I

(B) Kollagen II

(C) Kollagen III

(D) Kollagen IV

(E) Kollagen XIV

27 Das Membranskelett der Skelettmuskelfaser

(A) liegt der Basalmembran direkt an

(B) liegt dem SR-Tubulus-System innen an

(C) liegt dem T-Tubulus-System außen (von extrazellulär) an

— (D) enthält vorwiegend Dystrophin

(E) enthält vorwiegend Vimentin

28 Der auf Abbildung Nr. 6 der Bildbeilage gezeigte histologische Schnitt zeigt am ehesten den Übergangsbereich

- (A) von Skelettmuskulatur in eine Sehne

(B) eines Papillarmuskels in eine Chorda tendinea

(C) von elastischen Nackenbandfasern in kollagene Fasern

(D) von quergestreifter in glatte Muskulatur in der Wand des Ösophagus

(E) einer Muskelspindel in extrafusale Muskulatur

29 An welcher Funktion sind die in Abbildung Nr. 18 der Bildbeilage mit Pfeilen markierten Zellen am ehesten beteiligt?

(A) Hörempfindung

(B) Muskelkontraktion

(C) Propriozeption

- (D) Schmerzempfindung

(E) Sehempfindung

30 In Abbildung Nr. 2 der Bildbeilage zeigt ein Pfeil auf eine Zelle.

Wie viele solcher Zellen befinden sich unter physiologischen Bedingungen durchschnittlich in einem µL (mm^3) Blut eines erwachsenen Menschen?

(A) 2 000–10 000

(B) 40 000–80 000

(C) 250 000

- (D) 4,5–5 Millionen

(E) 10–12 Millionen

31 Welches lymphatische Organ zeigt Abbildung Nr. 5 der Bildbeilage am ehesten?

    (A) Tonsilla pharyngea

    (B) Tonsilla tubaria

    (C) Tonsilla palatina

    (D) Tonsilla lingualis

    (E) Appendix vermiformis

32 Die mikroskopische Aufnahme in Abbildung Nr. 15 der Bildbeilage zeigt einen Ausschnitt eines Lymphknotens (Semidünnschnitt) in unterschiedlichen Vergrößerungen.

    Welche Aussage zu der mit * gekennzeichneten Struktur trifft am ehesten zu?

    (A) Lymphozyten aus dem regionären Gebiet treten hier in das efferente Lymphgefäß (Vas lymphaticum efferens) ein.

    (B) Von hier können Lymphozyten in das umgebende Gewebe einwandern.

    (C) Diese Struktur ist für Lymphozyten undurchlässig.

    (D) Über diese Arterie wird die Sauerstoffversorgung des umgebenden Gewebes geregelt.

    (E) In dieser Struktur findet durch Antigenkontakt die Aktivierung von „naiven" Lymphozyten statt.

33 Welches Strukturmerkmal ist am ehesten typisch für das Mucosa-assoziierte lymphatische Gewebe?

    (A) Gliederung in Mark und Rinde

    (B) Hassall-Körperchen

    (C) Lymphfollikel im Kontakt zum Oberflächenepithel

    (D) Randsinus

    (E) Zentralarterien

34 Die Abbildung Nr. 19 der Bildbeilage zeigt einen histologischen Schnitt in zwei Vergrößerungen aus der/dem

   (A) Gl. sublingualis

   (B) Gl. lacrimalis

   (C) Gl. mammaria

   (D) Prostata

   (E) Duodenum

35 Abbildung Nr. 3 der Bildbeilage zeigt einen Ausschnitt aus einer Drüse.

   Um welche Drüse handelt es sich am ehesten?

   (A) Gl. lacrimalis

   (B) Gl. parotidea

   (C) Gl. gastrica

   (D) exokrines Pankreas

   (E) Gl. duodeni

36 Bei dem in Abbildung Nr. 7 der Bildbeilage gezeigten Organ handelt es sich um:

   (A) Pars pylorica des Magens

   (B) Duodenum

   (C) Jejunum

   (D) Colon

   (E) Vesicula seminalis

37 Somatostatin wird typischerweise von welchen der genannten Zellen synthetisiert?

(A) A-Zellen der Langerhans-Inseln

(B) B-Zellen der Langerhans-Inseln

— (C) D-Zellen der Langerhans-Inseln

(D) Thyrozyten der Schilddrüse

(E) azidophilen Zellen der Adenohypophyse

38 Welches Gelenk ist ein Sattelgelenk?

Das Gelenk zwischen

(A) Os hamatum und Os trapezium

— (B) Os trapezium und Os metacarpale 1

(C) Os metacarpale 1 und Phalanx proximalis 1

(D) Phalanx proximalis 1 und Phalanx media 1

(E) der proximalen und der distalen Reihe der Handwurzelknochen

39 Die ulnare Begrenzung der Guyon-Loge wird am ehesten gebildet durch:

(A) Hamulus ossis hamati

(B) M. palmaris brevis

— (C) Os pisiforme

(D) Retinaculum flexorum

(E) Sehne des M. palmaris longus

40 Eine 70-jährige Patientin stellt sich mit folgendem Lähmungsbild vor: Sie hat eine Parese der Fingerstreckung (Finger 1–5) und des M. extensor carpi ulnaris. Sensibilitätsstörungen fehlen. Der Tricepssehnenreflex ist normal.

Ein solches Schädigungsbild ist – als ein typisches Erscheinungsbild – am wahrscheinlichsten bei folgender Läsion im Verlauf des N. radialis zu erwarten:

Läsion

(A) in der Achselhöhle

(B) am proximalen Oberarm

(C) in Höhe der Mitte des Humerusschaftes

(D) am Durchtritt durch den M. supinator

(E) in der Tabatière

41 Durch den Trizepsschlitz zieht:

(A) A. circumflexa humeri posterior

(B) A. circumflexa scapulae

(C) A. profunda brachii

(D) N. axillaris

(E) N. dorsalis scapulae

42 Welcher der genannten Muskeln ist in erster Linie an der Innenrotation des Humerus im Schultergelenk beteiligt?

(A) M. infraspinatus

(B) M. pectoralis minor

(C) M. subscapularis

(D) M. supraspinatus

(E) M. teres minor

43 Der Plexus sacralis hat die engste Lagebeziehung zum

   (A) M. coccygeus

   (B) M. gemellus superior

   (C) M. obturatorius externus

   (D) M. obturatorius internus

   (E) M. piriformis

44 Welcher der genannten Muskeln wird in erster Linie vom N. obturatorius innerviert?

   (A) M. gemellus inferior

   (B) M. gracilis

   (C) M. iliacus

   (D) M. piriformis

   (E) M. quadratus femoris

45 Welcher Muskel der Adduktorengruppe erhält typischerweise eine Doppelinnervation durch N. obturatorius und N. femoralis?

   (A) M. adductor brevis

   (B) M. adductor longus

   (C) M. adductor magnus

   (D) M. gracilis

   (E) M. pectineus

46 Der in Abbildung Nr. 9 der Bildbeilage mit einem Pfeil markierte Muskel

(A) hat mit seiner Kontraktion die dargestellte Stellung des Oberschenkels mit verursacht

(B) entspringt von der Spina iliaca anterior inferior

(C) wird vom N. obturatorius versorgt

(D) ist ein Strecker im Kniegelenk

(E) setzt am lateralen Tibiakopf an

47 Eine Außenrotation des Unterschenkels im Kniegelenk wird am ehesten bewirkt durch den

(A) M. biceps femoris

(B) M. sartorius

(C) M. semimembranosus

(D) M. semitendinosus

(E) M. tensor fasciae latae

48 Der Pes anserinus superficialis wird u. a. gebildet von der Ansatzsehne des

(A) M. adductor brevis

(B) M. adductor longus

(C) M. adductor magnus

(D) M. biceps femoris

(E) M. sartorius

49 Nach Durchtrennung des N. fibularis communis ist welcher der genannten Befunde am ehesten zu erwarten?

(A) Einschränkung des Zehenstandes

(B) Einschränkung des Fersengangs

(C) sensorische Ausfälle am proximalen lateralen Oberschenkel

(D) Störung der Kniebeugung

(E) sensorische Ausfälle an der medialen Wade

50 Die A. tibialis anterior verläuft im mittleren Drittel des Unterschenkels

(A) in der Extensorenloge

(B) in der Fibularisloge

(C) in der tiefen Flexorenloge

(D) in der oberflächlichen Flexorenloge

(E) außerhalb der von Bindegewebe umgrenzten Logen

51 Ein Patient klagt über Empfindungsstörungen im Bereich des Bauchnabels.

Aus welchem Spinalnerven wird die Haut dieses Bereichs am wahrscheinlichsten innerviert?

(A) T7

(B) T8

(C) T10

(D) L1

(E) L2

52 Auf welche Höhe, bezogen auf die ventrale Wand des Brustkorbs bzw. des Halses, projizieren sich die Cupulae pleurae (Pleurakuppeln) am wahrscheinlichsten?

(A) ca. 2 cm unterhalb der Clavicula

(B) 1. Rippenknorpel

(C) Clavicula

(D) ca. 2 cm oberhalb der Clavicula

(E) Cartilago cricoidea

53 Welche Funktion haben die in Abbildung Nr. 17 der Bildbeilage markierten Zellen am ehesten?

(A) Sie bilden in erster Linie die Blut-Luft-Schranke.

(B) Sie phagozytieren eingedrungene Staubpartikel.

(C) Sie bilden Antikörper.

(D) Sie detektieren den O_2-Gehalt in der alveolären Luft.

(E) Sie bilden Bestandteile des Surfactant.

54 Der Abfluss des venösen Blutes aus dem thorakalen Ösophagus erfolgt vorwiegend in die

(A) V. azygos bzw. V. hemiazygos

(B) Vv. bronchiales

(C) Vv. intercostales

(D) V. thoracica interna

(E) V. thyroidea inferior

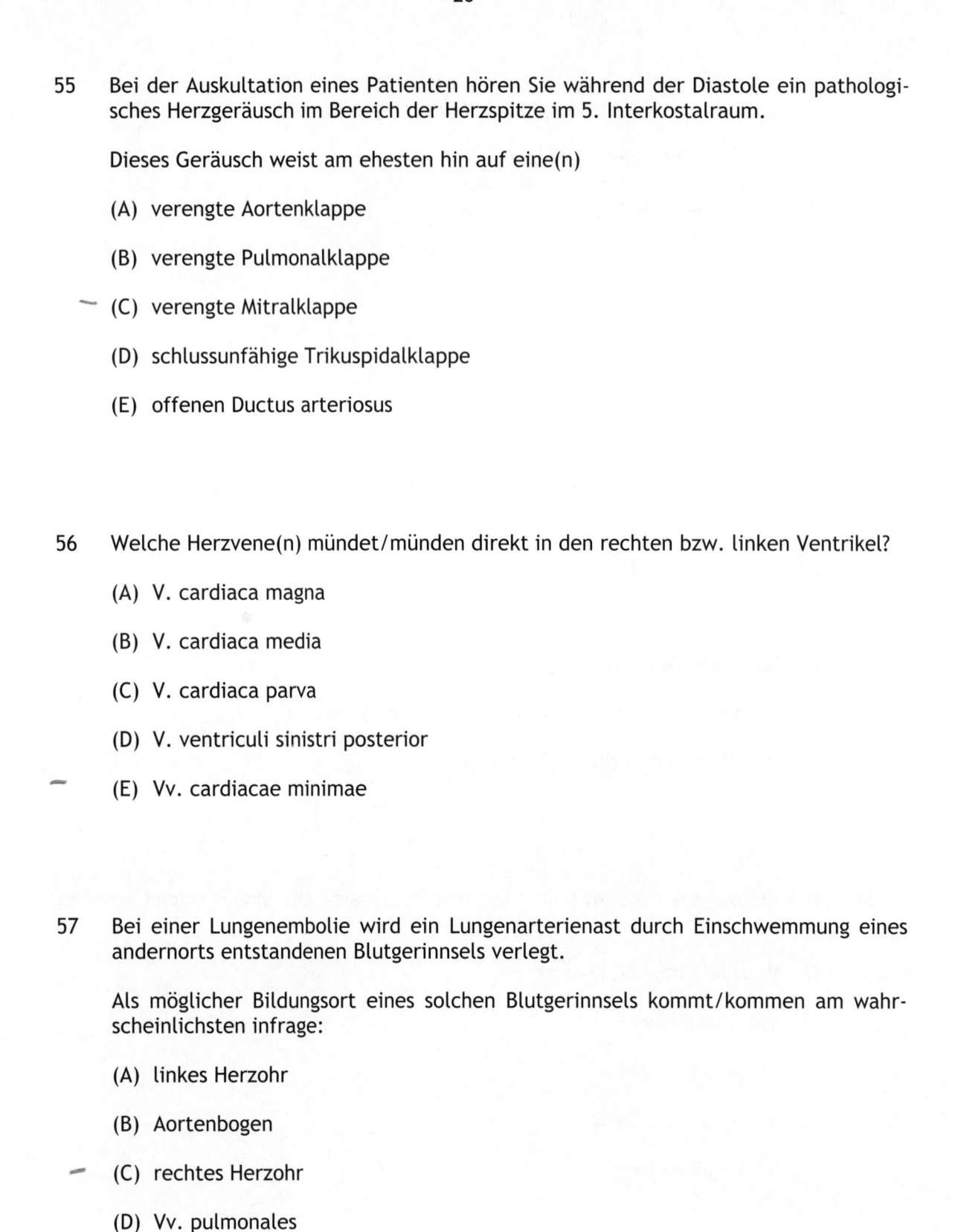

55 Bei der Auskultation eines Patienten hören Sie während der Diastole ein pathologisches Herzgeräusch im Bereich der Herzspitze im 5. Interkostalraum.

Dieses Geräusch weist am ehesten hin auf eine(n)

(A) verengte Aortenklappe

(B) verengte Pulmonalklappe

(C) verengte Mitralklappe

(D) schlussunfähige Trikuspidalklappe

(E) offenen Ductus arteriosus

56 Welche Herzvene(n) mündet/münden direkt in den rechten bzw. linken Ventrikel?

(A) V. cardiaca magna

(B) V. cardiaca media

(C) V. cardiaca parva

(D) V. ventriculi sinistri posterior

(E) Vv. cardiacae minimae

57 Bei einer Lungenembolie wird ein Lungenarterienast durch Einschwemmung eines andernorts entstandenen Blutgerinnsels verlegt.

Als möglicher Bildungsort eines solchen Blutgerinnsels kommt/kommen am wahrscheinlichsten infrage:

(A) linkes Herzohr

(B) Aortenbogen

(C) rechtes Herzohr

(D) Vv. pulmonales

(E) V. portae

58 Im Regelfall wird beim Gesunden in der Röntgen-Übersichtsaufnahme des Thorax im anterior-posterioren Bild der rechte Rand des Herzschattens hauptsächlich gebildet von:

(A) rechtem Vorhof

(B) rechtem Ventrikel

(C) V. cava inferior

(D) Arcus aortae

(E) V. azygos

59 Bei einer medianen Sternotomie im unteren Drittel stößt man unmittelbar unter der Fascia endothoracica am ehesten auf:

(A) A. thoracica interna

(B) V. thoracica interna

(C) N. phrenicus

(D) Lig. pulmonale

(E) Perikard

60 Welche der aufgeführten Impressionen befindet sich am linken Leberlappen (Lobus hepaticus sinister)?

(A) Impressio colica

(B) Impressio duodenalis

(C) Impressio gastrica

(D) Impressio renalis

(E) Impressio suprarenalis

61 Auf der elektronenmikroskopischen Abbildung Nr. 11 der Bildbeilage ist ein Ausschnitt aus der Leber dargestellt.

Das mit einem Pfeil markierte Lumen ist am wahrscheinlichsten ein(e)

(A) Lebersinusoid

(B) V. centralis

(C) Gallenkanälchen

(D) interlobulärer Gallengang

(E) intrazelluläre Vakuole

62 In welchen Abschnitt des Duodenums mündet das gemeinsame Endstück von Ductus choledochus und Ductus pancreaticus?

(A) Bulbus

(B) Pars superior

(C) Pars descendens

(D) Pars horizontalis

(E) Pars ascendens

63 Welche Aussage zum Kolon trifft zu?

(A) Das Omentum majus entsteht aus einer Faltenbildung des Mesokolons.

(B) Die Blutgefäße erreichen das Kolon über die Taenia libera.

(C) Alle Abschnitte des Kolons besitzen ein Mesenterium.

(D) Die linke Kolonflexur liegt weiter kranial als die rechte Kolonflexur.

(E) Die A. colica sinistra entspringt aus der A. mesenterica superior.

64

Diese Frage wurde nachträglich vom IMPP entfernt und darf nicht abgedruckt werden.

65 Welcher Abschnitt der Tuba uterina hat das engste Lumen?

(A) Ostium abdominale

(B) Infundibulum

(C) Ampulla

(D) Isthmus

— (E) Pars uterina

66 Welche Zellen sezernieren typischerweise das Androgen-bindende Protein?

(A) Eizellen

— (B) Sertoli-Zellen

(C) Leydig-Zellen

(D) Zellen der Zona reticularis der Nebennierenrinde

(E) basophile Zellen des Hypophysenvorderlappens

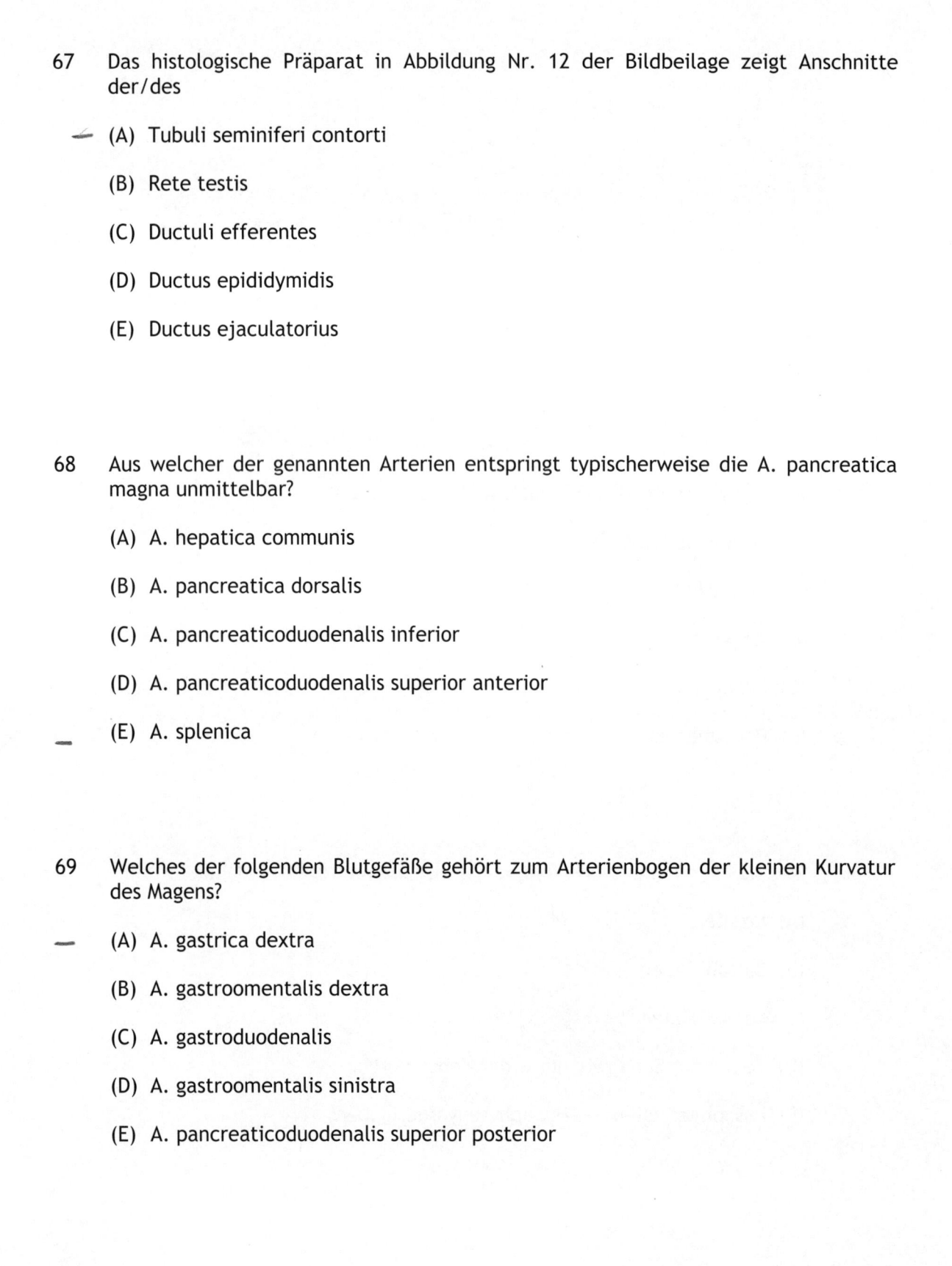

67 Das histologische Präparat in Abbildung Nr. 12 der Bildbeilage zeigt Anschnitte der/des

(A) Tubuli seminiferi contorti

(B) Rete testis

(C) Ductuli efferentes

(D) Ductus epididymidis

(E) Ductus ejaculatorius

68 Aus welcher der genannten Arterien entspringt typischerweise die A. pancreatica magna unmittelbar?

(A) A. hepatica communis

(B) A. pancreatica dorsalis

(C) A. pancreaticoduodenalis inferior

(D) A. pancreaticoduodenalis superior anterior

(E) A. splenica

69 Welches der folgenden Blutgefäße gehört zum Arterienbogen der kleinen Kurvatur des Magens?

(A) A. gastrica dextra

(B) A. gastroomentalis dextra

(C) A. gastroduodenalis

(D) A. gastroomentalis sinistra

(E) A. pancreaticoduodenalis superior posterior

70 Die Prädilektionsstellen für das Auftreten von Hämorrhoiden (sog. Hauptknoten) sind in erster Linie bedingt durch die Anordnung

(A) der drei Endäste der A. rectalis superior

(B) der A. rectalis superior und der beiden Aa. rectales mediae

(C) der Aa. rectales superior, media und inferior

(D) der beiden Aa. rectales mediae und der A. rectalis inferior

(E) der Aa. rectales inferiores

71 Welche Struktur steht in Beziehung zu einem obliterierten Blutgefäß des Embryonalkreislaufs?

(A) Plica epigastrica

(B) Plica longitudinalis duodeni

(C) Plica transversa recti

(D) Plica umbilicalis medialis

(E) Plica umbilicalis mediana

72 Welches der aufgeführten Ligamenta ist ein Teil des Omentum minus?

(A) Lig. triangulare sinistrum

(B) Lig. hepatoduodenale

(C) Lig. falciforme hepatis

(D) Lig. hepatorenale

(E) Lig. teres hepatis

73 Welche Struktur(en) verläuft/verlaufen außer der A. splenica typischerweise im Lig. gastrosplenicum?

- (A) Aa. gastricae breves

(B) A. gastroomentalis dextra

(C) A. hepatica propria

(D) Ductus choledochus

(E) V. portae

74 Welche Struktur liegt dorsal der Bursa omentalis?

(A) Hinterwand des Magens

(B) Lig. gastrocolicum

(C) Lobus caudatus hepatis

(D) Omentum minus

- (E) Pancreas

75 Der Halsteil des Truncus sympathicus enthält in erster Linie präganglionäre Fasern aus dem/den

(A) Plexus caroticus

(B) Segmenten C2–C4

(C) Segmenten C4–C6

- (D) Segmenten C8–Th1

(E) Segmenten Th7–Th12

Kreuzen wie im Physikum · Die Original IMPP-Fragen des Physikums Herbst 2014
1. Auflage 2015, © Elsevier GmbH, München

Bildbeilage

Erster Abschnitt der Ärztlichen Prüfung, 2. Tag
Herbst 2014

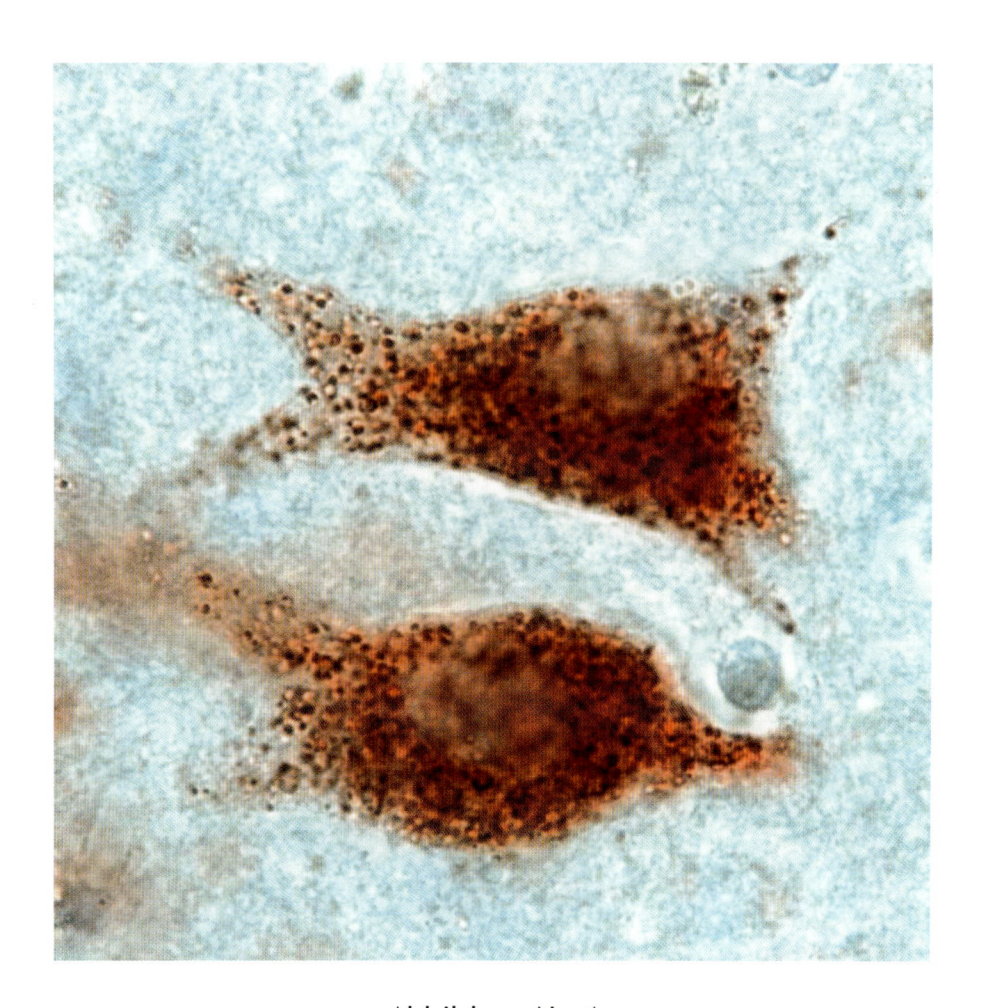

Abbildung Nr. 1

© **Institut für medizinische und pharmazeutische Prüfungsfragen, Mainz**
Alle Rechte bleiben vorbehalten. Jegliche Nutzung und Verbreitung, auch auszugsweise,
ist nur mit ausdrücklicher Genehmigung zulässig.

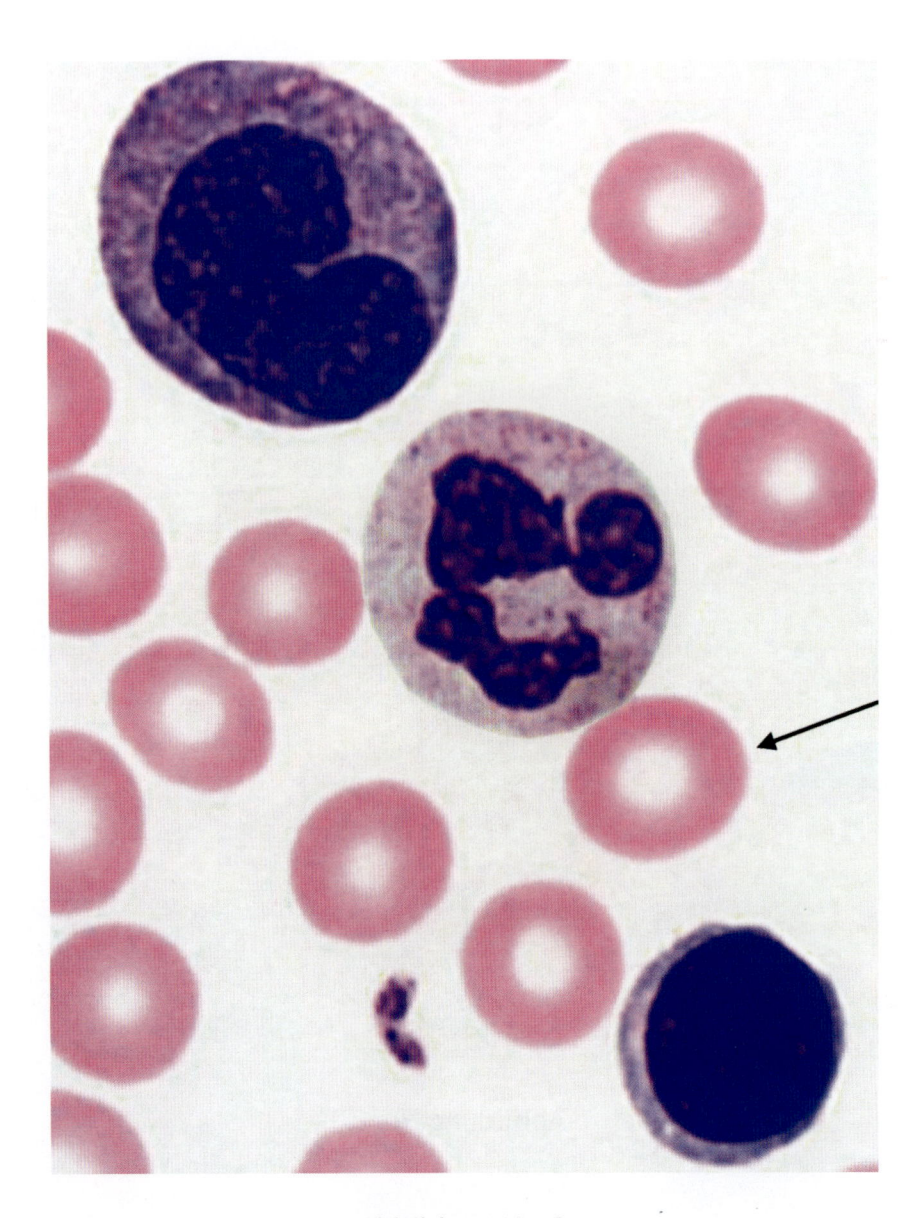

Abbildung Nr. 2

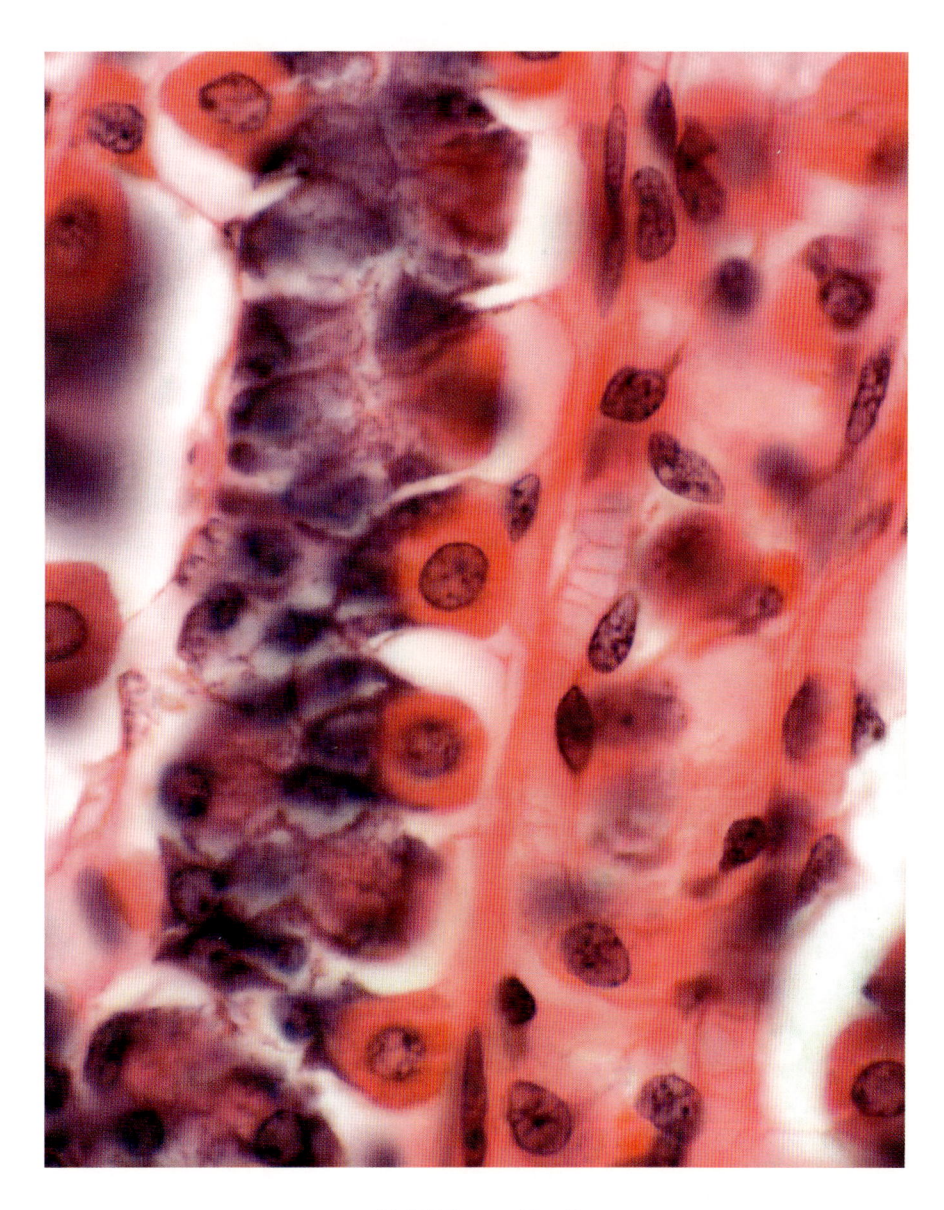

Abbildung Nr. 3

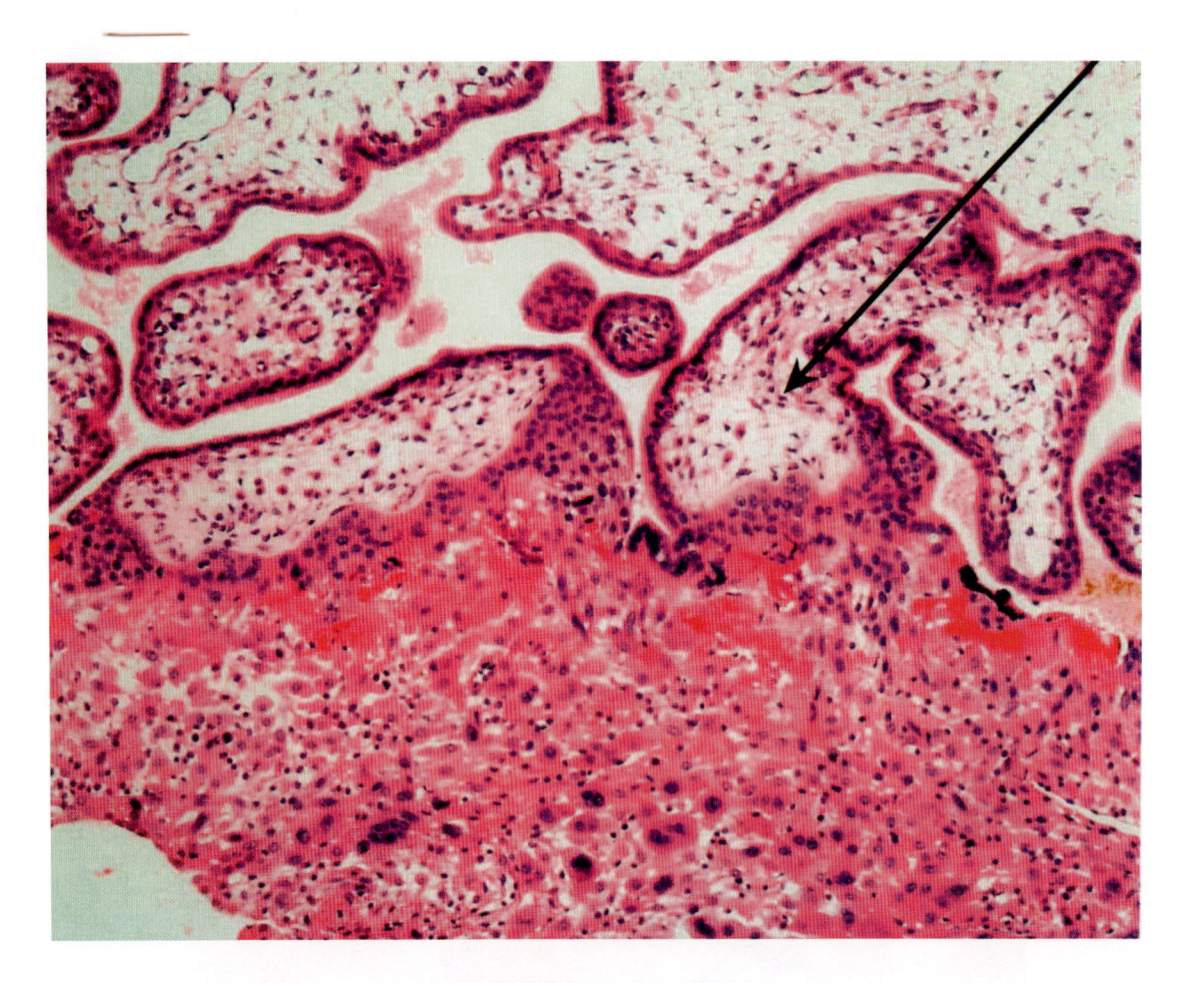

Abbildung Nr. 4

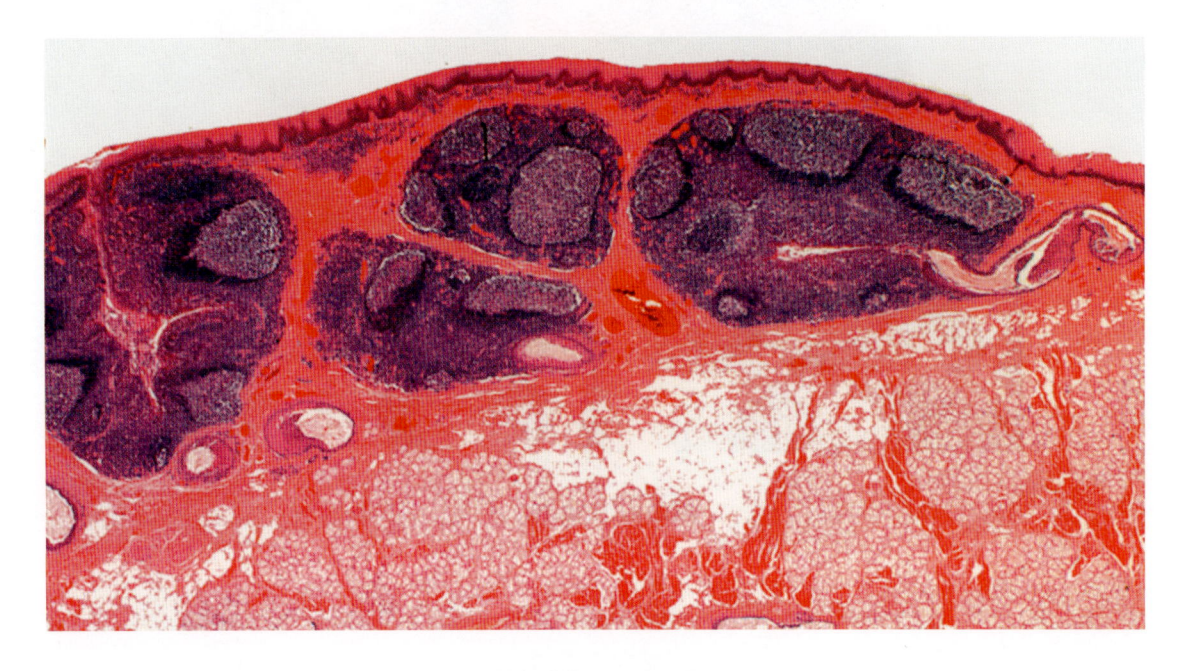

Abbildung Nr. 5

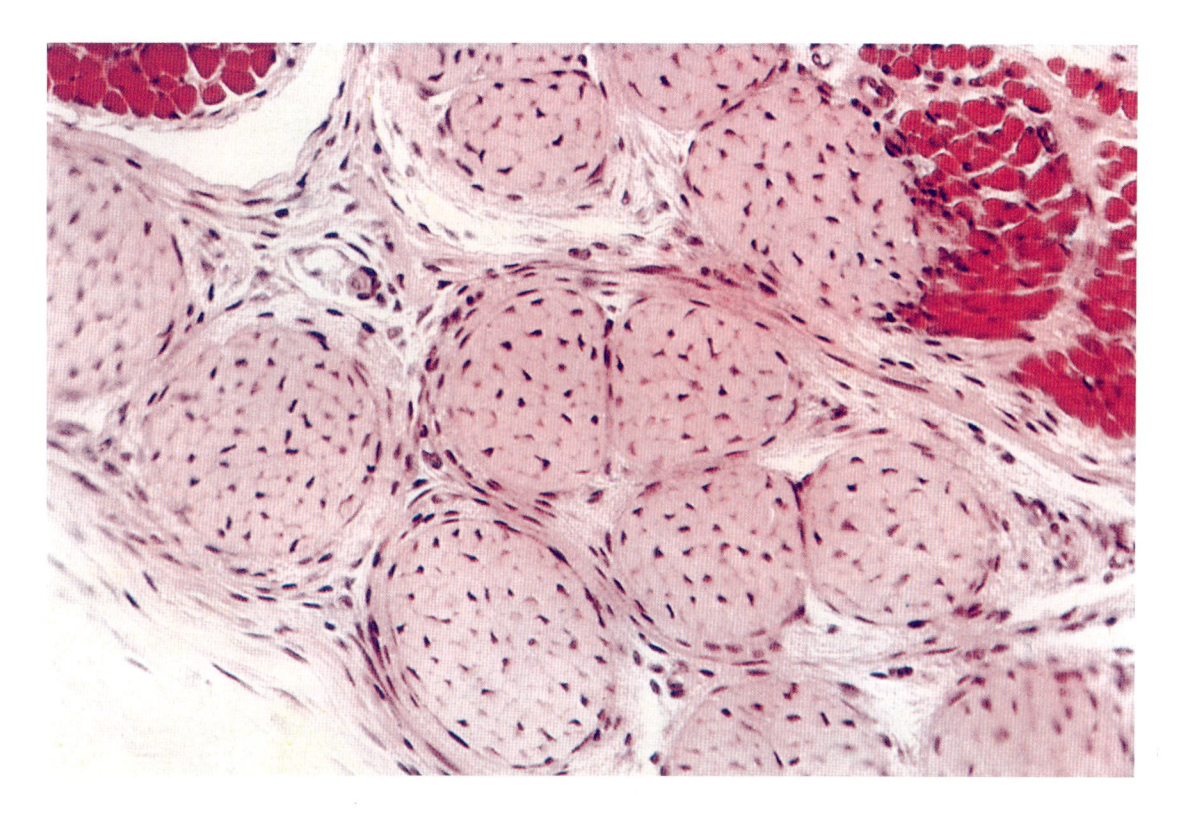

Abbildung Nr. 6

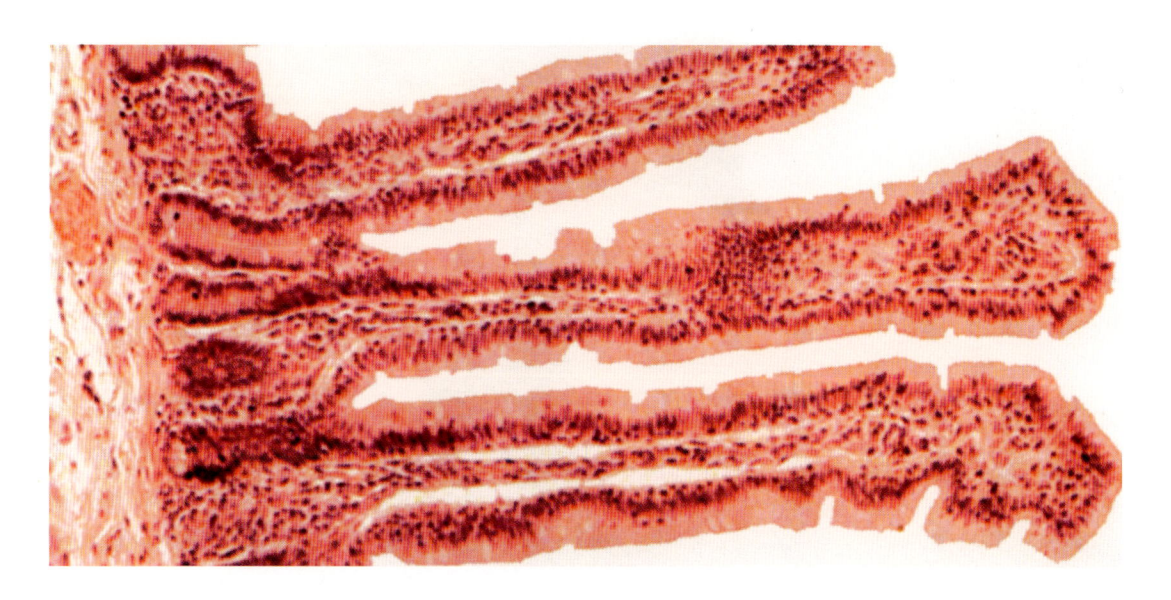

Abbildung Nr. 7

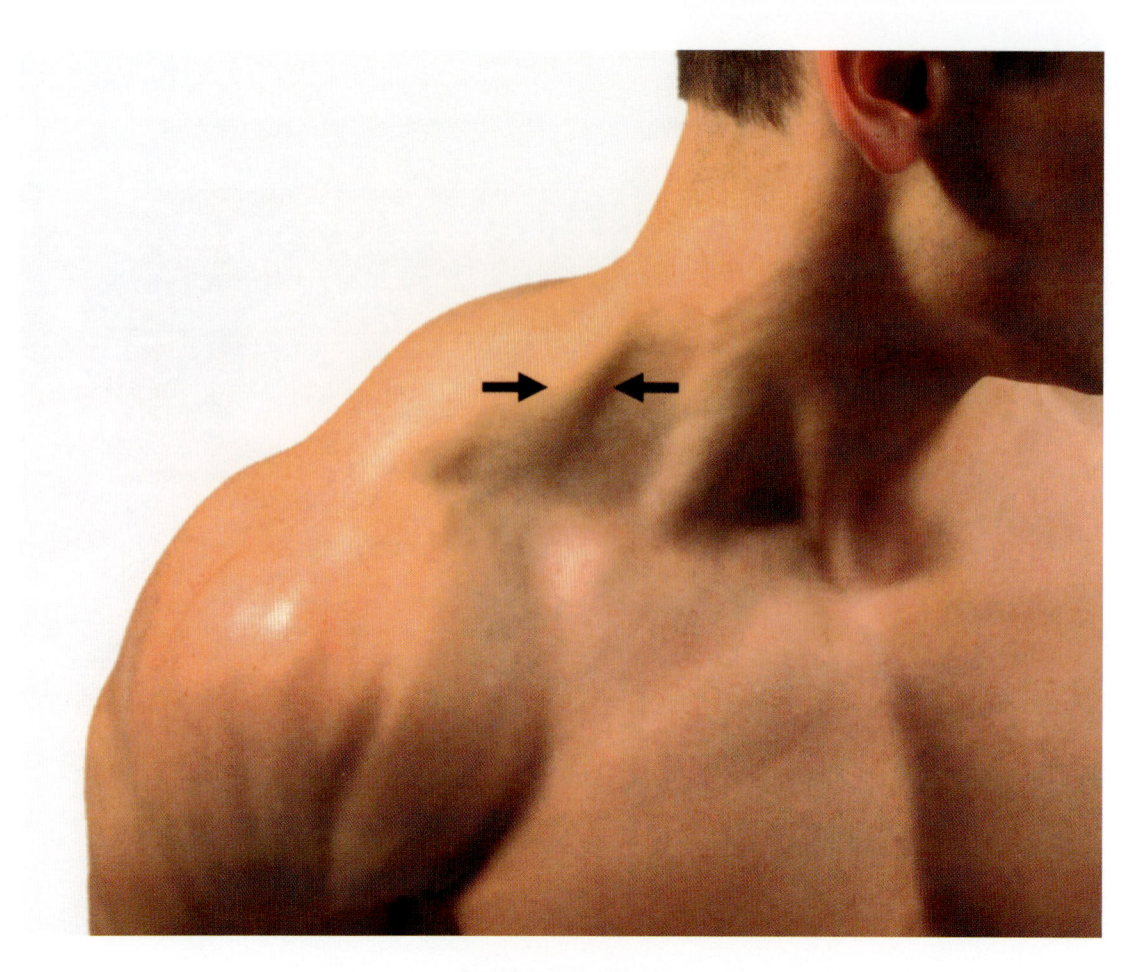

Abbildung Nr. 8

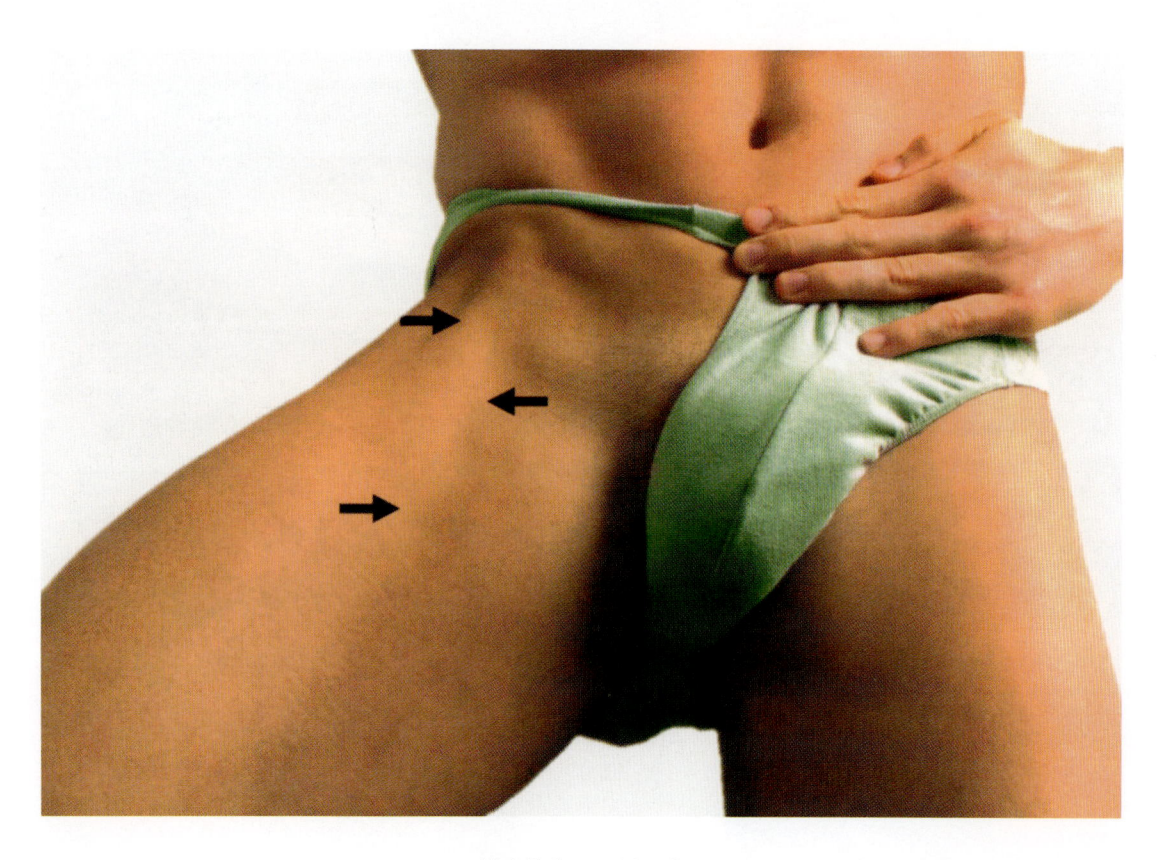

Abbildung Nr. 9

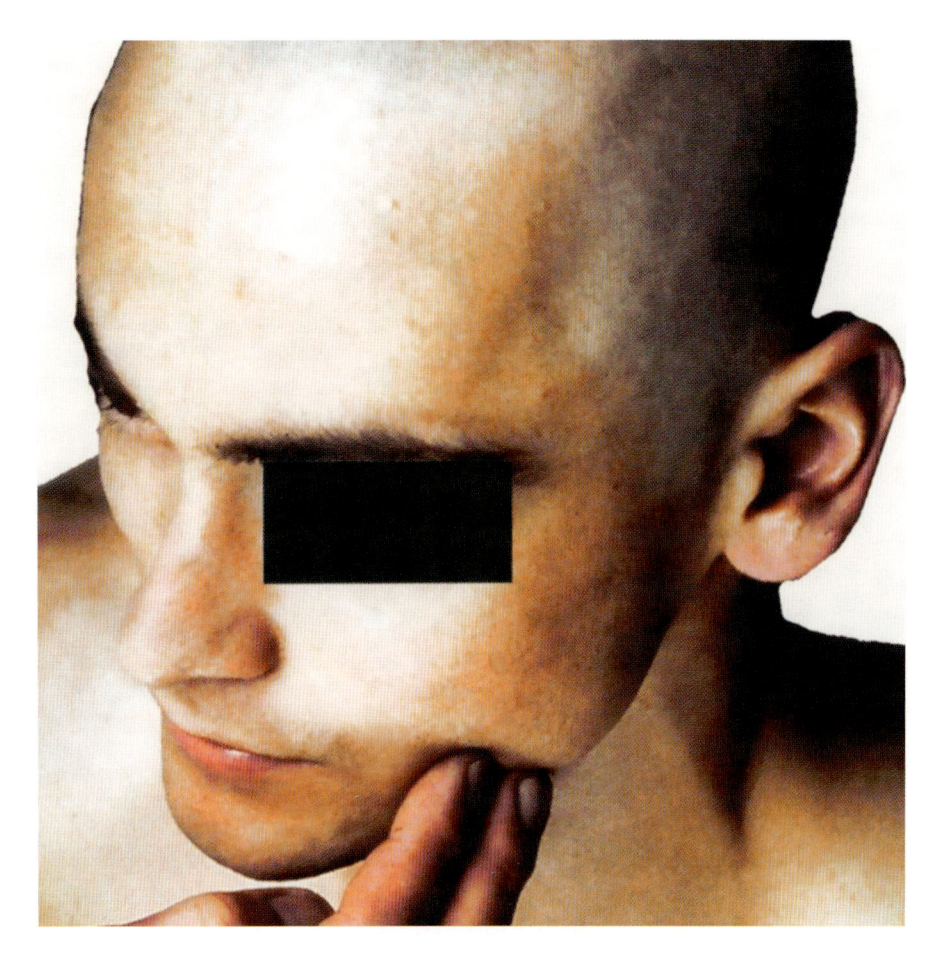

Abbildung Nr. 10

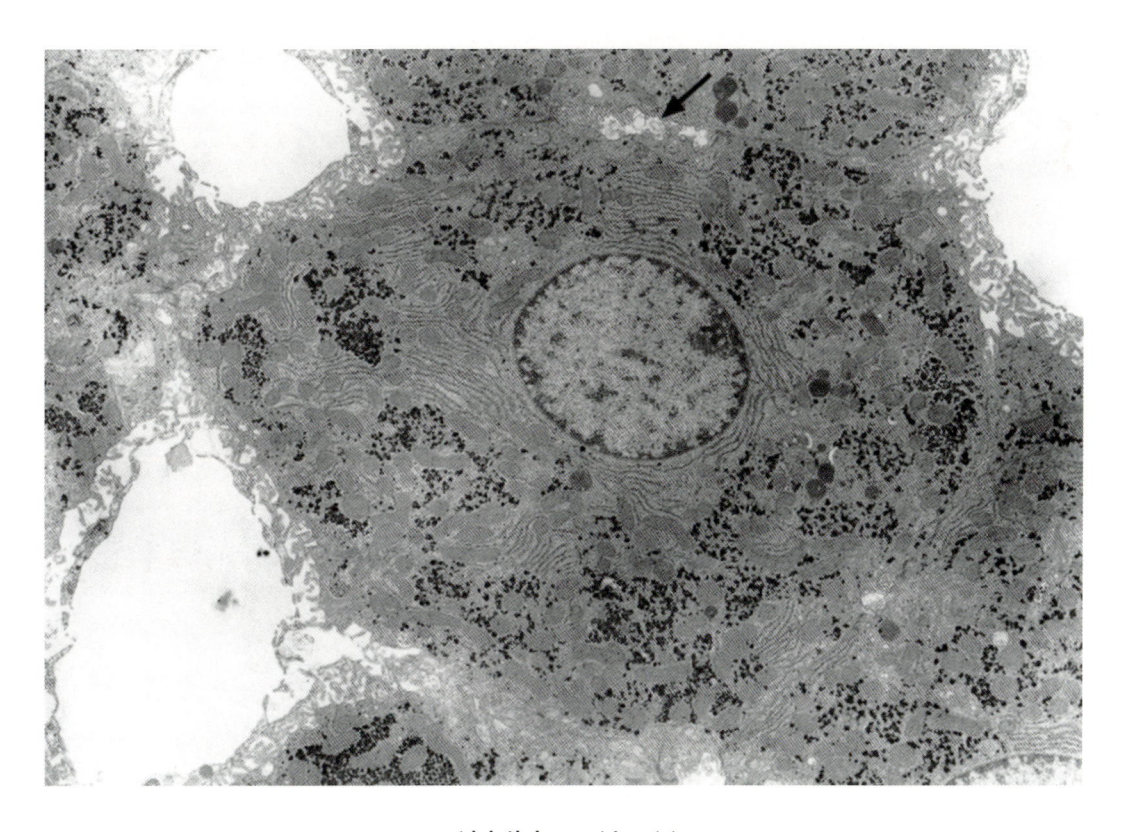

Abbildung Nr. 11

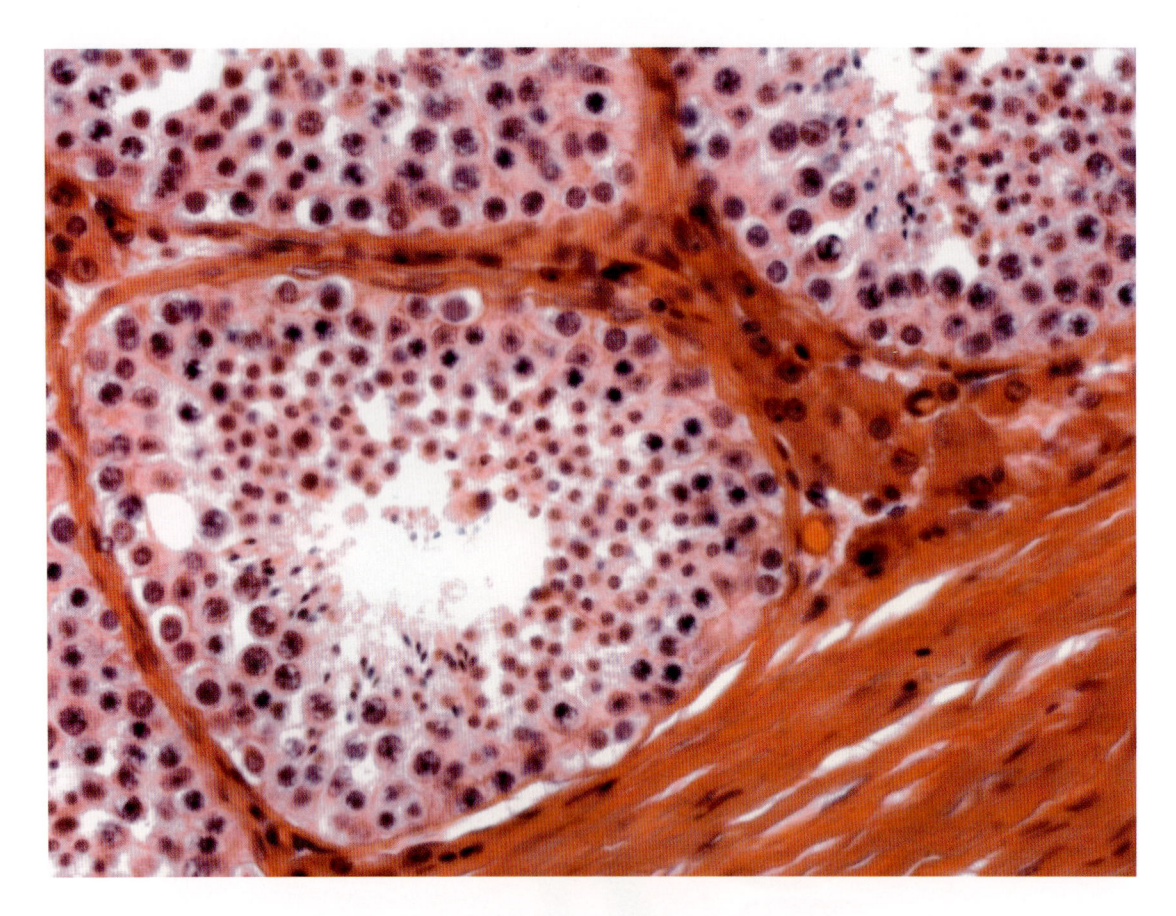

Abbildung Nr. 12

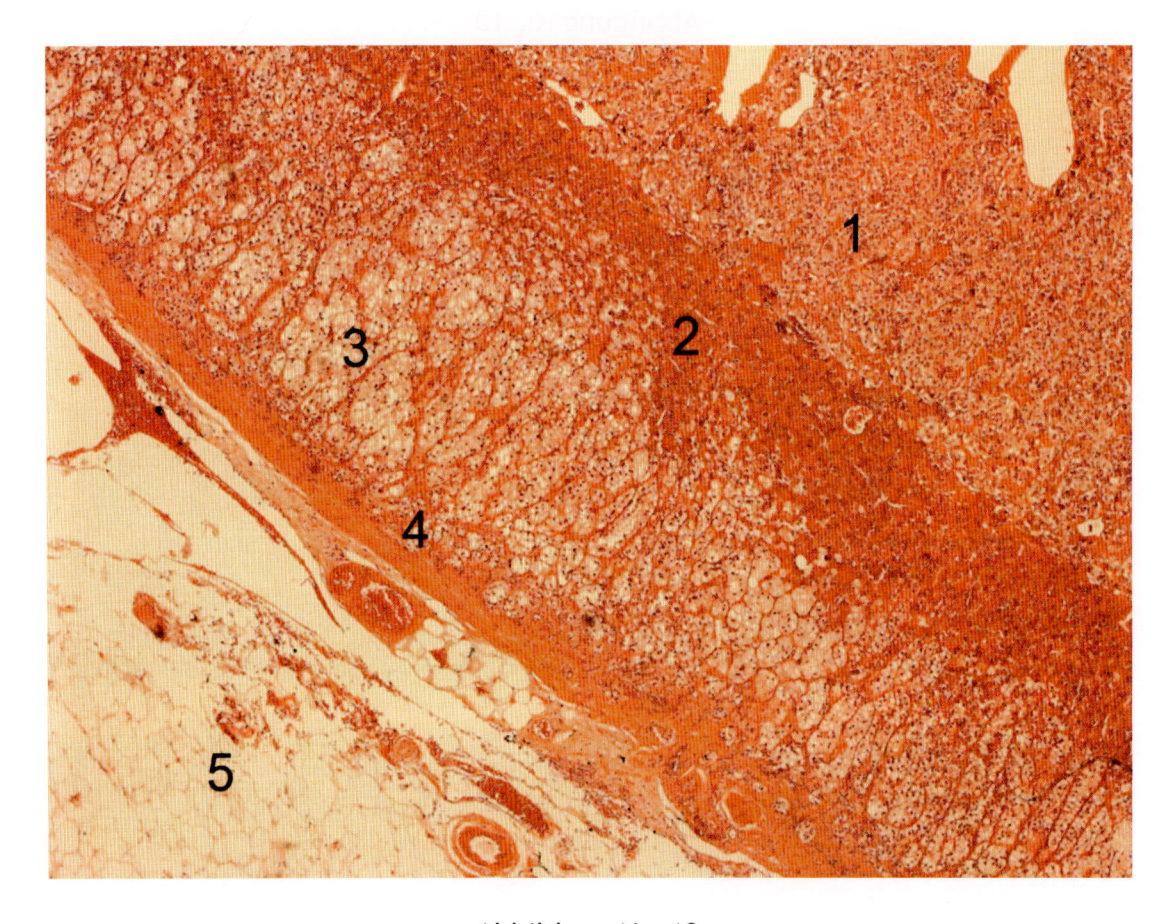

Abbildung Nr. 13

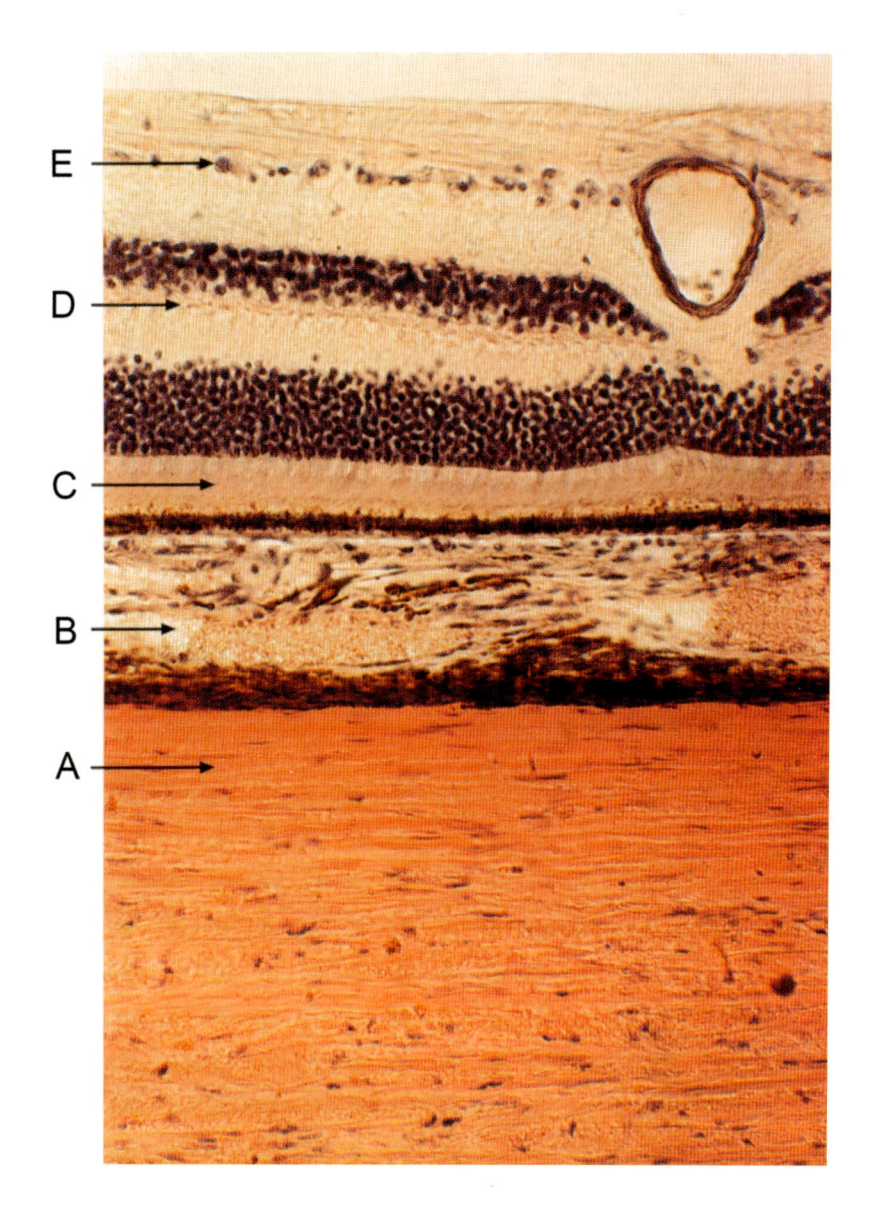

Abbildung Nr. 14

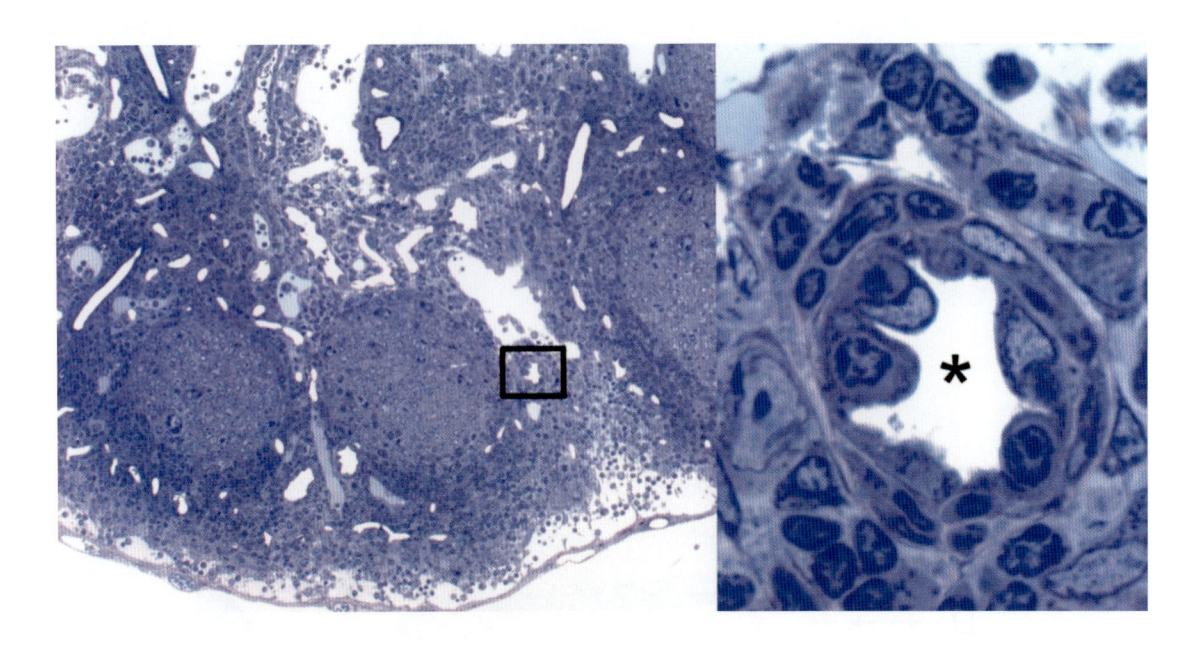

Abbildung Nr. 15

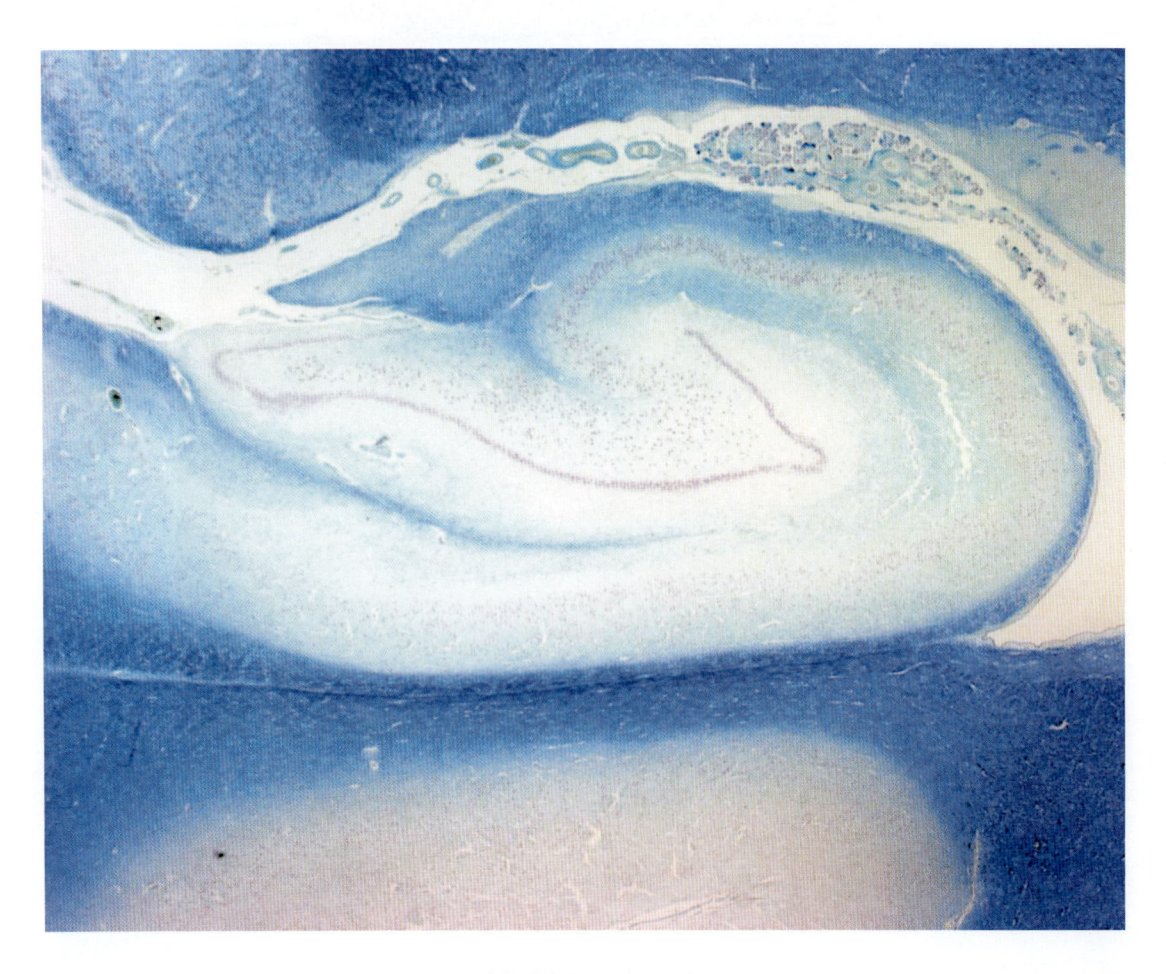

Abbildung Nr. 16

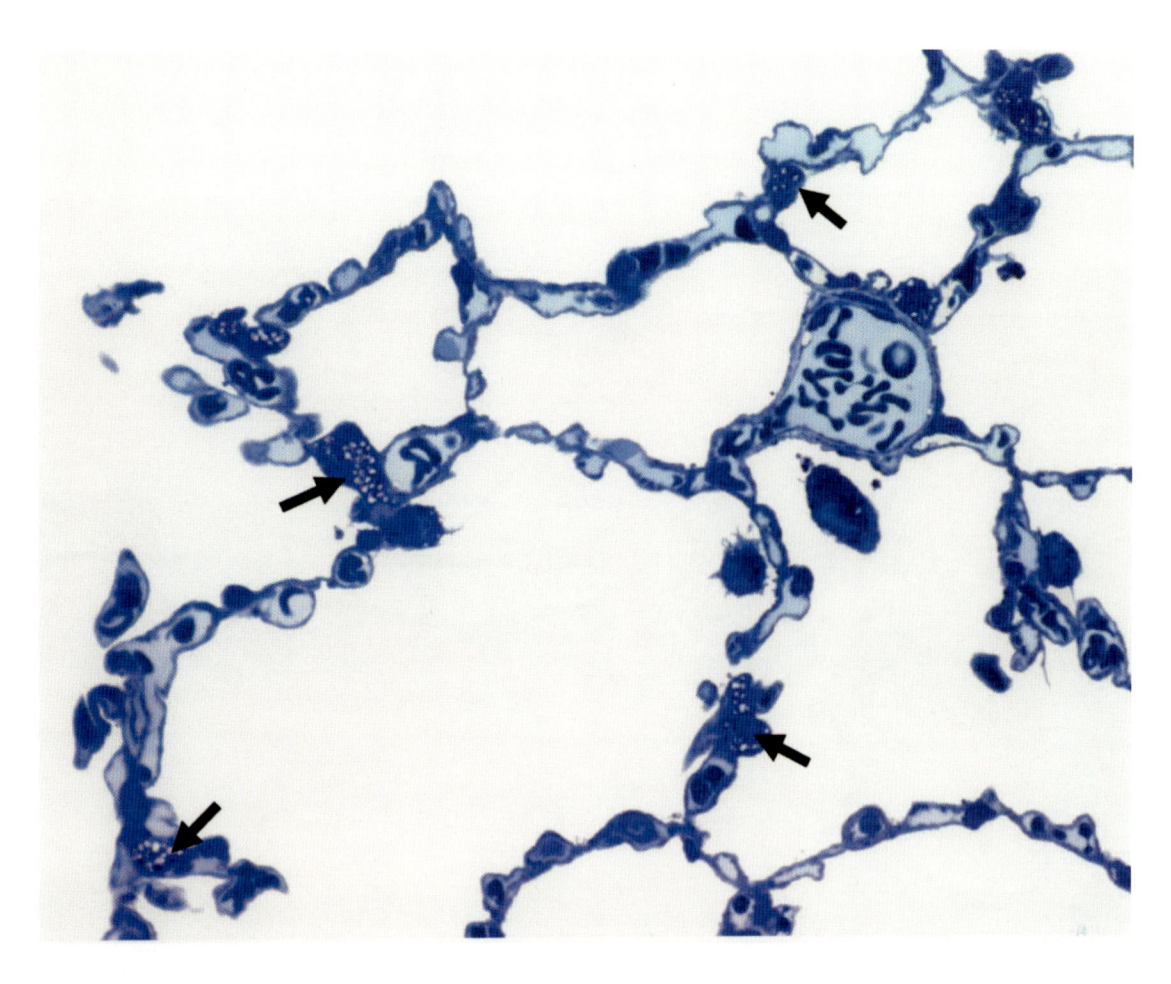

Abbildung Nr. 17

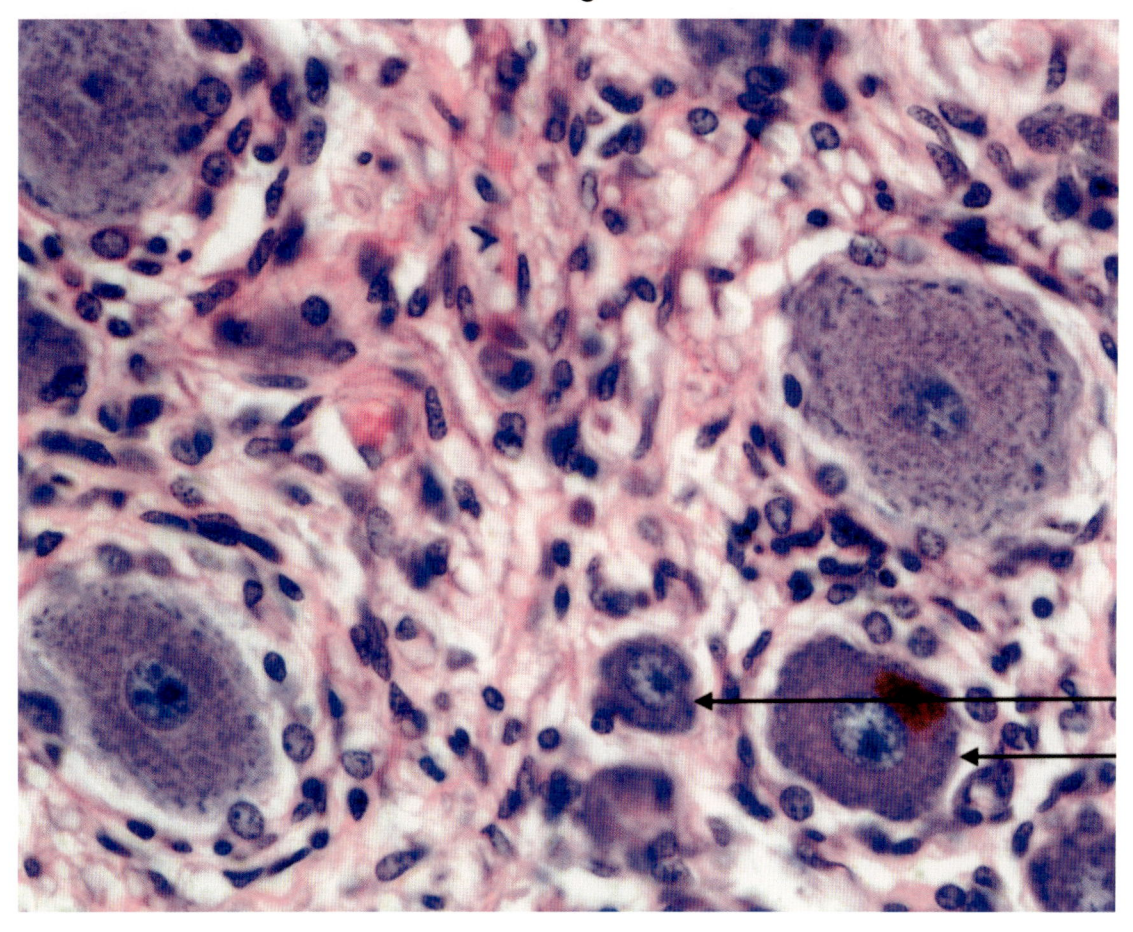

Abbildung Nr. 18

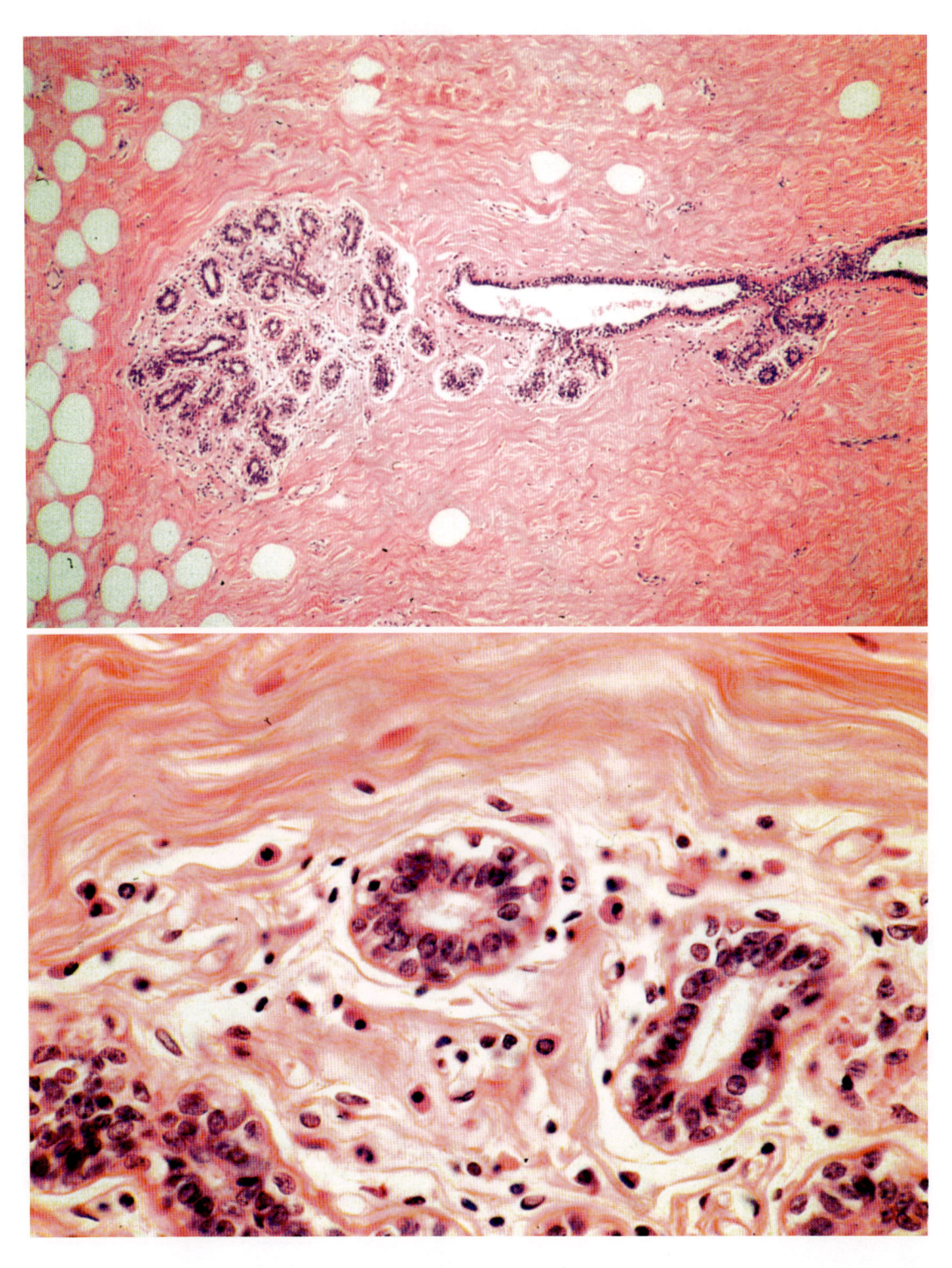

Abbildung Nr. 19

76 Der in Abbildung Nr. 8 der Bildbeilage markierte Muskel hat seinen Ansatz

(A) am Processus mastoideus

(B) an den Wirbelkörpern der Halswirbelsäule

(C) an den oberen Rippen

(D) an der Clavicula

(E) an der Scapula

77 Der M. pterygoideus medialis hat seinen Ansatz am/an der

(A) Angulus mandibulae

(B) Lingula mandibulae

(C) Proc. articularis mandibulae

(D) Proc. coronoideus mandibulae

(E) Torus mandibulae

78 Der R. internus des N. laryngeus superior versorgt in erster Linie:

(A) Kehlkopfschleimhaut von Vestibulum und Ventriculus laryngis

(B) M. arytenoideus obliquus

(C) M. arytenoideus transversus

(D) M. constrictor pharyngis superior

(E) M. cricothyroideus

79 Die präganglionären parasympathischen Fasern zur Versorgung der Gll. lacrimalis, sublingualis und submandibularis verlassen das Gehirn mit dem

(A) N. vagus

(B) N. glossopharyngeus

(C) N. trigeminus

✓ (D) N. facialis

(E) N. accessorius

80 Im Ganglion oticum erfolgt typischerweise eine Umschaltung der

(A) motorischen Fasern des N. m. tensoris tympani

(B) motorischen Fasern des N. m. tensoris veli palatini

— (C) parasympathischen Fasern für die Gl. parotidea

(D) parasympathischen Fasern für die Gl. sublingualis

(E) sympathischen Fasern aus dem Plexus der A. meningea media

81 Der Untersucher in Abbildung Nr. 10 der Bildbeilage tastet den Puls der

(A) A. angularis

— (B) A. facialis

(C) A. labialis superior

(D) A. lingualis

(E) A. submentalis

82 Der N. trochlearis verlässt den Hirnstamm

(A) in der Fossa interpeduncularis

(B) an der seitlichen Oberfläche des Pons

(C) am kaudalen Rand der Lamina quadrigemina

(D) am kaudalen Rand des Pons

(E) lateral neben der unteren Olive

83 Wo liegen typischerweise die Perikaryen der pseudounipolaren Neurone des Trigeminussystems, die die propriozeptiven Afferenzen aus der Kaumuskulatur leiten?

(A) Ncl. ambiguus

(B) Ncl. mesencephalicus n. trigemini

(C) Ncl. principalis (pontinus) n. trigemini

(D) Ncl. solitarius

(E) Ncl. spinalis n. trigemini

84 Efferente Fasern der Kleinhirnrinde zu den Kleinhirnkernen sind typischerweise Axone der

(A) Golgi-Zellen

(B) Korbzellen

(C) Müller-Zellen

(D) Purkinje-Zellen

(E) Sternzellen

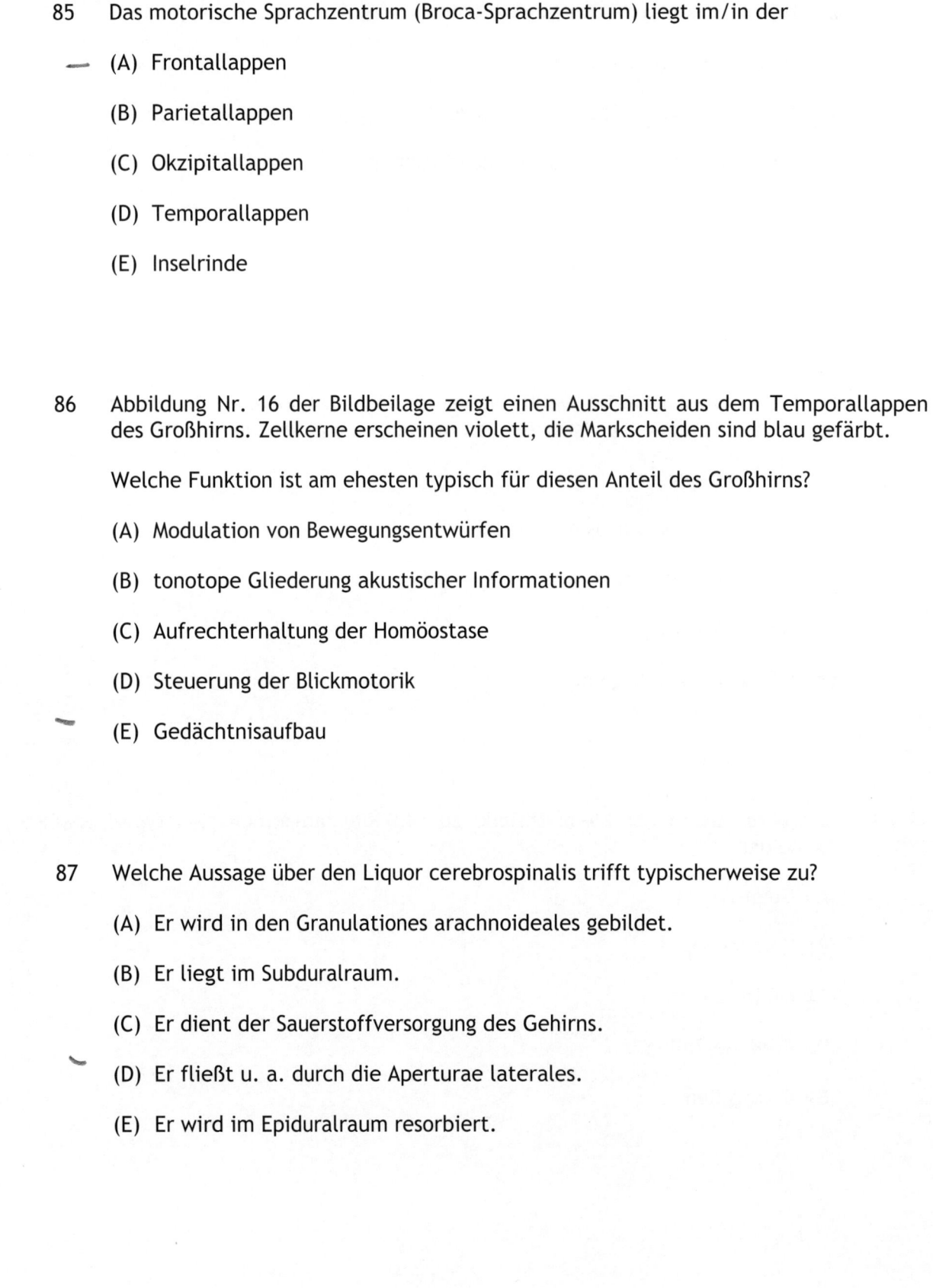

85   Das motorische Sprachzentrum (Broca-Sprachzentrum) liegt im/in der

(A) Frontallappen

(B) Parietallappen

(C) Okzipitallappen

(D) Temporallappen

(E) Inselrinde

86   Abbildung Nr. 16 der Bildbeilage zeigt einen Ausschnitt aus dem Temporallappen des Großhirns. Zellkerne erscheinen violett, die Markscheiden sind blau gefärbt.

Welche Funktion ist am ehesten typisch für diesen Anteil des Großhirns?

(A) Modulation von Bewegungsentwürfen

(B) tonotope Gliederung akustischer Informationen

(C) Aufrechterhaltung der Homöostase

(D) Steuerung der Blickmotorik

(E) Gedächtnisaufbau

87   Welche Aussage über den Liquor cerebrospinalis trifft typischerweise zu?

(A) Er wird in den Granulationes arachnoideales gebildet.

(B) Er liegt im Subduralraum.

(C) Er dient der Sauerstoffversorgung des Gehirns.

(D) Er fließt u. a. durch die Aperturae laterales.

(E) Er wird im Epiduralraum resorbiert.

88 Die Durchtrittsstelle der A. ophthalmica an der Schädelbasis liegt

(A) im Os frontale

(B) zwischen Lamina medialis und lateralis des Proc. pterygoideus

(C) in der Ala minor des Os sphenoidale

(D) im Os ethmoidale

(E) zwischen Ala minor und Ala major des Os sphenoidale

89 Das Kammerwasser des Auges wird in erster Linie gebildet von der/vom

(A) Conjunctiva bulbi

(B) Cornea

(C) Corpus ciliare

(D) Corpus vitreum

(E) Schlemm-Kanal

90 Abbildung Nr. 14 der Bildbeilage zeigt ein Schnittpräparat durch den hinteren Teil des Bulbus oculi.

Welche Zuordnung von Struktur und Buchstabe trifft zu?

(A) A: Choroidea

(B) B: Sclera

(C) C: Opticusfaserschicht

(D) D: Zone der Synapsen zwischen Photorezeptoren und Bipolarzellen

(E) E: Schicht der Photorezeptoren

91 Welcher Zelltyp ist im Zentrum der Fovea centralis (Foveola) der Retina am häufigsten?

(A) amakrine Zelle

(B) Bipolarzelle

(C) Horizontalzelle

(D) Stäbchenzelle

(E) Zapfenzelle

92 Die Kerne welcher Zellen sind in einem histologischen Schnitt durch den N. opticus typischerweise zu sehen?

(A) Körnerzellen

(B) Mantelzellen

(C) Oligodendrozyten

(D) Pyramidenzellen

(E) Schwann-Zellen

93 Die Schleimhaut des Mittelohres ist sehr schmerzempfindlich.

Sie wird sensibel überwiegend versorgt von Endästen des

(A) N. trigeminus

(B) N. facialis

(C) N. vestibulocochlearis

(D) N. glossopharyngeus

(E) N. vagus

94 Welcher ist der korrekte Weg der Schallenergieübertragung im Mittelohr?

(A) Incus → Malleus → Stapes → Fenestra vestibuli

(B) Malleus → Incus → Stapes → Fenestra cochleae

(C) Malleus → Incus → Stapes → Fenestra vestibuli

(D) Stapes → Incus → Malleus → Fenestra cochleae

(E) Incus → Stapes → Malleus → Fenestra vestibuli

95 Welche der genannten Zellen transportieren typischerweise die Kalium-Ionen in die Endolymphe der Cochlea?

(A) Epithelzellen der Reissner-Membran

(B) Phalangenzellen

(C) Pfeilerzellen

(D) Zellen der Stria vascularis

(E) äußere Haarzellen

96 Bei der Hörwahrnehmung erfolgt eine Erregungsleitung vom Innenohr zur Großhirnrinde.

Wo liegt der Zellkörper des 1. Neurons dieser Kette?

(A) im Corti-Organ

(B) im Modiolus

(C) im inneren Gehörgang

(D) im Ncl. cochlearis anterior

(E) im Corpus trapezoideum

97 Zur Hörbahn gehören welche beiden Strukturen?

(A) Lemniscus lateralis und Gyrus postcentralis

(B) Lemniscus medialis und Corpus geniculatum mediale

(C) Corpus geniculatum laterale und Gyri temporalis transversi

(D) Lemniscus lateralis und Brachium colliculi inferioris ✓

(E) oberer Olivenkomplex und Brachium colliculi superioris

98 Perikaryen des 1. Neurons der Geschmacksbahn liegen typischerweise im

(A) Ggl. geniculi

(B) Ggl. oticum

(C) Ggl. pterygopalatinum

(D) Ggl. stellatum

(E) Ggl. submandibulare

99 Welche Zellen der Epidermis bilden am ehesten Kontakte mit sensorischen (afferenten) Nervenfasern?

(A) Endothelzellen

(B) Keratinozyten

(C) Langerhans-Zellen

(D) Melanozyten

(E) Merkel-Zellen

100 Perikaryen des zweiten Neurons des somatoafferenten Hinterstrangsystems liegen typischerweise im

(A) Spinalganglion

(B) Hinterhorn des Rückenmarks

(C) Seitenhorn des Rückenmarks

(D) Ncl. cuneatus

(E) Thalamus

101 Sie lesen in einer kardiologischen Fachzeitschrift, dass die Myokardinfarkt-Inzidenz in den letzten 10 Jahren abgenommen hat.

Was bedeutet diese Aussage am ehesten?

(A) Die Anzahl der Myokardinfarkt-Neuerkrankungen hat abgenommen.

(B) Die Reinfarktrate hat abgenommen.

(C) Der Anteil der Erkrankten, die an einem Myokardinfarkt sterben, hat abgenommen.

(D) Der Anteil der Bevölkerung, der am Myokardinfarkt stirbt, hat abgenommen.

(E) Die Trefferquote von Untersuchungen zur frühzeitigen Erkennung von Myokardinfarkten hat abgenommen.

102 Welche der folgenden Aussagen entspricht am ehesten dem Falsifikationsprinzip nach Karl Popper?

(A) Wissenschaftliche Aussagen beruhen auf normativen Sätzen.

(B) Wissenschaftliche Aussagen unterliegen strengen ethischen Kriterien.

(C) Wissenschaftlicher Fortschritt entsteht durch den Ausschluss unzutreffender Annahmen.

(D) Wissenschaft muss einen praktischen Nutzen haben, d. h. wissenschaftliche Ergebnisse müssen in der Praxis verwertbar sein.

(E) Wissenschaft sollte sich mit gesellschaftlich relevanten Fragestellungen auseinandersetzen.

103 Klassifikationssysteme psychischer Störungen, wie z. B. DSM, werden als „operationale Diagnosesysteme" bezeichnet.

Was ist in diesem Zusammenhang mit „operational" gemeint?

(A) alphanumerische Kodierung

(B) Vorgabe von diagnostischen Kriterien

(C) Multiaxialität der Systeme

(D) Bezugnahme auf evidenzbasierte Therapieempfehlungen

(E) kontinuierliche Revision

104 Welcher der folgenden Parameter ist ein sog. latentes Merkmal bzw. ein Konstrukt?

(A) Blutdruck

(B) Körpergewicht

(C) Cortisolspiegel

(D) Intelligenz

(E) Augeninnendruck

105 Was misst der „SF-36 Gesundheitsfragebogen" (Short Form-36 Health Survey)?

(A) subjektive Krankheitstheorie

(B) gesundheitsbezogene Selbstwirksamkeit

(C) individuelle Gesundheitskompetenz

(D) gesundheitsbezogene Lebensqualität

(E) subjektiven Krankheitsgewinn

106

Diese Frage wurde nachträglich vom IMPP entfernt und darf nicht abgedruckt werden.

107 In einer repräsentativen Befragung des Robert Koch-Instituts wurde festgestellt, dass 17 % der Männer und 23 % der Frauen in Deutschland über eine Beeinträchtigung der Sehfähigkeit berichten.

Welche der folgenden Beschreibungen kennzeichnet den methodischen Ansatz dieser Studie am besten?

Es handelt sich bei der Studie um eine

(A) Querschnittsstudie zur Prävalenz von Sehbeeinträchtigungen

(B) Querschnittsstudie zur Inzidenz von Sehbeeinträchtigungen

(C) Längsschnittsstudie zur Inzidenz von Sehbeeinträchtigungen

(D) randomisierte kontrollierte Studie zu Sehbeeinträchtigungen

(E) Kohorten-Studie zur Zahl der neu aufgetretenen Sehbeeinträchtigungen

108 Welche Aussage zu Randomisierung im Rahmen einer randomisierten kontrollierten Studie trifft **nicht** zu?

(A) Ihr Ziel ist die strukturelle Äquivalenz von Interventions- und Kontrollgruppe.

(B) Sie ermöglicht die Kontrolle von personenbezogenen Einflüssen auf das Studienergebnis.

(C) Sie fördert die Repräsentativität der Studienteilnehmer.

(D) Sie zielt auf eine Minimierung systematischer Fehler.

(E) Sie stellt sicher, dass jeder Studienteilnehmer die gleiche Chance hat, der Interventions- oder Kontrollgruppe zugewiesen zu werden.

109 Ein Forscherteam möchte die Wirkung von Raumtemperatur und Raumhelligkeit auf die Konzentrationsfähigkeit untersuchen.

Wie lassen sich die beiden Variablen Raumtemperatur und Raumhelligkeit in einem Experiment am besten klassifizieren?

(A) Sowohl die Raumtemperatur als auch die Raumhelligkeit sind abhängige Variablen.

(B) Raumtemperatur ist eine unabhängige Variable, Raumhelligkeit ist eine Mediatorvariable.

(C) Raumhelligkeit ist eine abhängige Variable, Raumtemperatur ist eine Störvariable.

(D) Sowohl die Raumtemperatur als auch die Raumhelligkeit sind unabhängige Variablen.

(E) Raumtemperatur ist eine abhängige Variable, Raumhelligkeit ist eine unabhängige Variable.

110 In einer Fachzeitschrift wird eine Analyse veröffentlicht, in der die in mehreren randomisierten kontrollierten Studien beobachteten Effekte zusammengefasst werden, indem ein Gesamteffekt berechnet wird.

Um welches Analyseverfahren handelt es sich bei diesem Vorgehen am ehesten?

(A) Inhaltsanalyse

(B) Faktorenanalyse

(C) Metaanalyse

(D) Varianzanalyse

(E) Regressionsanalyse

111 In einer empirischen Studie wird zwischen körperlicher Aktivität und Cholesterinwert eine statistisch signifikante Korrelation von r = –0,5 festgestellt.

Welche Aussage über den Zusammenhang von körperlicher Aktivität und Cholesterinwert ist nach dieser Studie zulässig?

(A) Je höher die körperliche Aktivität, desto niedriger ist der Cholesterinwert. ✓

(B) Je höher die körperliche Aktivität, desto höher ist der Cholesterinwert.

(C) Der Cholesterinwert wird zu 50 % durch körperliche Aktivität bestimmt.

(D) Körperliche Aktivität reduziert den Cholesterinwert um 50 %.

(E) Es besteht kein Zusammenhang zwischen körperlicher Aktivität und Cholesterinwert.

112 Welches Skalenniveau weist eine Ratingskala zur Messung der Belastung durch Stress mit den Antwortkategorien „gar nicht", „mäßig", „stark", „sehr stark" mindestens auf?

(A) Intervallskalenniveau

(B) Rationalskalenniveau

(C) Verhältnisskalenniveau

(D) Nominalskalenniveau

(E) Ordinalskalenniveau

113 Der Modus bzw. Modalwert ist

(A) die Differenz zwischen niedrigstem und höchstem Wert eines mindestens ordinalskalierten Merkmals

(B) der durchschnittliche Wert eines mindestens intervallskalierten Merkmals

(C) der Wert mit der größten Häufigkeit einer Merkmalsverteilung

(D) der Wert, der eine Merkmalsverteilung in zwei gleich große Hälften teilt

(E) die Wurzel aus der Varianz der Merkmalsverteilung

114 Inwiefern verändern sich Median und Mittelwert der Messwertreihe 10, 20, 25, 35, 40, wenn anstelle der Zahl 40 die Zahl 35 stünde?

(A) Der Median bleibt unverändert, der Mittelwert wird größer.

(B) Sowohl der Median als auch der Mittelwert werden kleiner.

(C) Sowohl der Median als auch der Mittelwert werden größer.

(D) Der Median wird kleiner, der Mittelwert bleibt unverändert.

(E) Der Median bleibt unverändert, der Mittelwert wird kleiner.

115 Untersuchungen zur Lebensqualität zeigen, dass Rückenschmerzpatienten auf einer Skala zwei Standardabweichungen unter dem Mittelwert der Gesamtpopulation liegen. Die Skala weist in der Gesamtbevölkerung eine Normalverteilung auf.

Etwa wie viel Prozent der Gesamtbevölkerung haben demnach auf dieser Skala einen noch niedrigeren oder gleich niedrigen Wert?

(A) 2 %

(B) 4 %

(C) 8 %

(D) 12 %

(E) 16 %

116 Bei einer 34-jährigen Frau wird eine Brustkrebserkrankung diagnostiziert. In der Folgezeit zeigt sie Symptome einer mittelschweren Depression.

Welche der Bezeichnungen ist für das zusätzliche Auftreten der Depression am treffendsten?

(A) Komorbidität

(B) Konfundierung

(C) Konversion

(D) Multiaxialität

(E) Psychosomatik

117 In der neuropsychologischen Diagnostik und in der Hirnforschung werden PET-Geräte verwendet.

Worauf bezieht sich das „E" in PET?

(A) evoziert

(B) Elektrode

(C) ereigniskorreliert

(D) Emission

(E) Experiment

118 Diese Frage wurde nachträglich vom IMPP entfernt und darf nicht abgedruckt werden.

119 Ein Patient leidet an einem grippalen Infekt. Er fühlt sich nicht dazu imstande, seinen Alltagsaktivitäten nachzugehen, und beschließt, im Bett zu bleiben.

An welcher Norm hat er seine Entscheidung am ehesten orientiert?

(A) diagnostische Norm

(B) funktionale Norm

(C) Idealnorm

(D) statistische Norm

(E) therapeutische Norm

120 Frau R. ist während eines Gesprächs mit ihrem Hausarzt angespannt und ängstlich. Plötzlich setzt regelmäßiges Hämmern an einer Baustelle vor der Praxis ein. Frau R. zuckt zunächst bei jedem Hammerschlag erschrocken zusammen, doch nach einiger Zeit nimmt sie den störenden Lärm kaum noch wahr.

Welcher der Begriffe bezeichnet den Vorgang dieser Abnahme oder des Verschwindens bei wiederholter Reizdarbietung am besten?

(A) Adaptation

(B) Akkommodation

— (C) Habituation

(D) Dishabituation

(E) Extinktion

121 In Verbindung mit einer Chemotherapie wurde dem Prostatakarzinom-Patienten Herrn K. (67) oft übel. Nun muss er zu einer Nachuntersuchung in die Klinik, in der er die Chemotherapie-Zyklen erhielt. Er sagt zu seiner Frau, die ihn begleitet: „Mir wird schon schlecht, wenn ich die Klinik nur von Weitem sehe!" Offensichtlich hat er eine antizipatorische Übelkeit entwickelt.

Welchem Bestandteil des Lernprozesses kann das Gebäude der Klinik am besten zugeordnet werden?

— (A) konditionierter Stimulus

(B) positive Verstärkung

(C) negative Verstärkung

(D) unkonditionierter Stimulus

(E) unkonditionierte Reaktion

122 Die Lerntheorie nennt vier Paradigmen des operanten Konditionierens.

Wodurch unterscheidet sich prinzipiell negative Verstärkung von Bestrafung?

(A) Prompting-Intensität

(B) Verstärkerplan

— (C) Auswirkung auf die Auftretenswahrscheinlichkeit des Verhaltens

(D) Bedeutung des diskriminativen Stimulus

(E) Bedeutung der Preparedness

123 Welcher der genannten Begriffe bezeichnet eine Form der dysfunktionalen Kognition, die aus Sicht kognitiv-verhaltenstherapeutischer Ansätze zu der Entstehung von Depressionen beitragen kann?

(A) willkürliche Schlussfolgerung

(B) Konfabulation

(C) Gegenübertragung

(D) Rationalisierung

(E) Chunking

124 In welcher Aussage kommt das Haupteffekt-Modell der sozialen Unterstützung am besten zum Ausdruck?

(A) Der Zusammenhang zwischen belastenden Lebensereignissen und der Sterblichkeit wird durch emotionale Unterstützung abgeschwächt.

(B) Durch soziale Unterstützung werden Stresseffekte abgemildert und damit Krankheitsrisiken reduziert.

(C) Erwachsene, die sozial unterstützt werden, haben eine günstigere gesundheitliche Prognose, z. B. geringere Sterblichkeit.

(D) Frauen erfahren mehr soziale Unterstützung als Männer.

(E) Männer profitieren von sozialer Unterstützung durch ihre Partnerin mehr als Frauen von sozialer Unterstützung durch ihren Partner.

125 Was versteht man am ehesten unter „relativer Deprivation"?

(A) ein erhöhtes Erkrankungsrisiko sozial isolierter Personen

(B) die zunehmende Häufigkeit von Altersarmut

(C) die Stigmatisierung psychisch Erkrankter

(D) die erhöhten gesundheitlichen Risiken beruflich belasteter Personen

(E) eine als ungerecht erlebte soziale Benachteiligung

126 Nach einem Schlaganfall hat ein Patient große Schwierigkeiten, sich zu äußern und auch Sätze seiner Mitmenschen zu verstehen.

Unter welcher Störung könnte der Patient am ehesten leiden?

(A) Apraxie

(B) Amnesie

- (C) Aphasie

(D) Alexie

(E) Anorexie

127 Frau J. kann sich nach einer Hirnschädigung keine neuen Informationen merken und sich auch nicht an die aufeinanderfolgenden Besuche bei ihrem Arzt erinnern. Der Arzt begrüßt eines Tages Frau J. unbeabsichtigt mit einem wohl zu kräftigen Händedruck, welcher bei der zierlichen Dame offenbar erhebliche Schmerzen verursacht. Am nächsten Tag kann Frau J. sich weder an den vorherigen Tag noch an den Arzt erinnern, zögert jedoch plötzlich dabei, als dieser ihr die Hand zur Begrüßung reicht.

Auf welche Gedächtnisleistung lässt sich das Zögern von Frau J. am zweiten Tag am ehesten zurückführen?

(A) deklaratives Gedächtnis

(B) episodisches Gedächtnis

- (C) implizites Gedächtnis

(D) semantisches Gedächtnis

(E) sensorisches Gedächtnis

128 Einem Patienten fällt es nach einer Hirnverletzung schwer, bei Entscheidungen die langfristigen Folgen seines Handelns zu berücksichtigen.

Auf eine Schädigung welcher Hirnregion weist dieses Defizit am ehesten hin?

(A) temporaler Cortex

(B) Amygdala

- (C) präfrontaler Cortex

(D) Basalganglien

(E) motorischer Cortex

129 Bei einem 47-jährigen männlichen Patienten, der seit vielen Jahren immer wieder mit Symptomen einer Depression in einer psychiatrischen Einrichtung behandelt wird, wird ein spezifischer Polymorphismus des 5-HTTLR-Gens festgestellt. Dieser wird in der Literatur häufig im Zusammenhang mit schweren Lebensereignissen als mögliche Depressionsursache genannt. Wenn er auftritt, erhöht er das Risiko einer Depression gegenüber Personen, die zwar ein schweres Lebensereignis erfahren haben, aber nicht über diesen spezifischen Polymorphismus verfügen, beträchtlich.

Welche der folgenden Aussagen trifft hier am ehesten zu?

(A) Es handelt sich um eine Gen-Umwelt-Korrelation.

(B) Ohne den beschriebenen Polymorphismus kann keine Depression auftreten.

(C) Es handelt sich um eine Gen-Umwelt-Interaktion.

(D) Traumatische Lebensereignisse führen in fast allen Fällen zu einer Depression.

(E) Der Polymorphismus hat bei dem Patienten die Depression verursacht.

130 Welche der folgenden Eigenschaften gilt eher als ein Verhaltensstil und wird **nicht** als eine eigenständige Dimension der sogenannten Big Five der Persönlichkeit angesehen?

(A) Extraversion

(B) Sensation seeking

(C) Neurotizismus

(D) Gewissenhaftigkeit

(E) Verträglichkeit

131 In der Kinderarztpraxis lässt die Mutter ihre zweijährige Tochter kurz im Wartezimmer allein, um an der Rezeption ein Formular auszufüllen. Die Tochter beginnt laut zu weinen, als die Mutter das Zimmer verlässt. Als sie wiederkommt, muss die Mutter sie erst einmal trösten. Kurz darauf spielen beide fröhlich mit den Spielsachen im Wartezimmer.

Das Verhalten des Kindes lässt am ehesten schließen auf eine

(A) iatrogene Fixierung

(B) unsicher-ambivalente Bindung

— (C) sichere Bindung

(D) unsicher-vermeidende Bindung

(E) frühkindliche Deprivation

132 Welches der folgenden Modelle eignet sich in erster Linie zur Erfassung psychosozialer bzw. psychomentaler Arbeitsbelastungen?

— (A) Anforderungs-Kontroll-Modell

(B) Modell der Salutogenese

(C) Modell der sozialen Vergleichsprozesse

(D) Modell der strukturellen Deprivation

(E) transtheoretisches Modell (von Prochaska et al.)

133 Ein Patient berichtet auf die Frage des Arztes nach besonderen Belastungen in der letzten Zeit, dass sein Arbeitgeber Teilen der Belegschaft kündigen und die meisten zu schlechteren Konditionen wieder über eine ausgelagerte Gesellschaft einstellen will. Das bedeute mehr Arbeit und weniger Geld. Außerdem fühle er seine Arbeitsleistung nicht angemessen anerkannt, wenn es ihn träfe. Er mache schließlich einen guten Job.

Welches medizinsoziologische Konzept passt am besten auf diese Schilderungen?

(A) Stigmatisierung

— (B) berufliche Gratifikationskrise

(C) Tertiarisierung der Arbeitswelt

(D) Anforderungs-Kontroll-Modell

(E) sozialer Vergleichsprozess

134 Der demografische Wandel in Deutschland seit den 1970er Jahren wird wesentlich bestimmt durch

(A) niedrige Zuwanderung von außen nach Deutschland

(B) niedrige Geburtenraten

(C) hohe Migration in das Ausland

(D) stagnierende Lebenserwartung Neugeborener

(E) niedriges durchschnittliches Alter der Mütter bei Geburt ihrer Kinder

135 Nach dem Phasen-Modell des demografischen Übergangs ist die fünfte Phase gekennzeichnet durch

(A) niedrige Geburtenrate – niedrige Sterberate

(B) niedrige Geburtenrate – hohe Sterberate

(C) hohe Geburtenrate – niedrige Sterberate

(D) hohe Geburtenrate – hohe Sterberate

(E) hohe Geburtenrate – sinkende Sterberate

136 Der Sohn eines ungelernten Arbeiters legt nach entsprechender Aus- bzw. Fortbildung die Meisterprüfung ab und erfährt in einem großen Industriebetrieb als Meister im Laufe der Jahre spürbare Gehaltsverbesserungen.

Was trifft auf die Situation am ehesten zu?

(A) Es handelt sich um intragenerationale horizontale Mobilität.

(B) Es handelt sich um intergenerationale horizontale Mobilität.

(C) Es handelt sich um intragenerationale Abwärtsmobilität.

(D) Es handelt sich um intergenerationale Aufwärtsmobilität.

(E) Es handelt sich um Statusvererbung.

137 Welche der folgenden Maßnahmen lässt sich am ehesten der Verhältnisprävention zurechnen?

(A) Raucher-Entwöhnungskurs

(B) Stressbewältigungskurs

(C) Altersprüfung bei Zigarettenautomaten

(D) Rückenschule

(E) Ernährungsberatung

138 Wenn Sie als Arzt oder Ärztin primärpräventiv gegen die Folgen des Zigarettenrauchens vorgehen möchten, müssen Sie

(A) den Rauchverzicht beim gesunden Patienten anstreben

(B) den Patienten mit chronischer Bronchitis zum Rauchverzicht bewegen

(C) eine Reduktion des Zigarettenkonsums bei respiratorisch bereits vorgeschädigten Patienten erreichen

(D) bei gesundheitlich bereits vorgeschädigten Patienten die Partner in Ihre Maßnahmen einbeziehen

(E) striktes Rauchverbot während der Rehabilitation einer rauchbedingten Lungenerkrankung durchsetzen

139 Welcher Form der Prävention lassen sich Rehabilitationsmaßnahmen am ehesten zuordnen?

(A) primäre Prävention

(B) sekundäre Prävention

(C) tertiäre Prävention

(D) Verhältnisprävention

(E) Früherkennung

140 Eine Ärztin möchte ihren alkoholabhängigen Patienten, der gerade wieder rückfällig geworden ist, darin bestärken, einen erneuten Versuch zur Abstinenz zu unternehmen. Sie weist ihn darauf hin, dass es ihm auch früher immer wieder gelungen ist, längere Zeit abstinent zu bleiben.

Auf welche gesundheitspsychologische Einflussvariable zielt diese Intervention in erster Linie?

(A) Abwärtsvergleich

(B) kognitive Dissonanz

(C) Selbstwirksamkeit

(D) subjektive Norm

(E) Vulnerabilität

141 Welches Konzept gilt am ehesten als unmittelbarer Bestandteil des transaktionalen Stressmodells?

(A) Resilienz

(B) Stressmanagement, z. B. Stressimpfung

(C) primäre Bewertung

(D) Kampf-oder-Flucht-Reaktion

(E) Kohärenzsinn

142 Welche der folgenden Aussagen zu Odds Ratios (OR) trifft am ehesten zu?

(A) Die OR berechnet sich als Quotient zweier Verhältnisse und ist ein Schätzungsmaß für das Relative Risiko.

(B) Eine OR von < 1 besagt, dass das Risiko der Exponierten größer ist als das Risiko von Nichtexponierten.

(C) Eine OR von 1 bedeutet, dass die Exponierten ein um 100 % erhöhtes Risiko gegenüber den Nichtexponierten haben.

(D) Eine OR von > 1 besagt, dass das Risiko der Exponierten kleiner ist als das Risiko von Nichtexponierten.

(E) Eine OR lässt sich nur berechnen, wenn zuvor das Relative Risiko berechnet wurde.

143 Sie lesen in einer Fachzeitschrift, dass sich ein neuer Test zur frühzeitigen Erkennung von Darmkrebs als sehr sensitiv erwiesen hat.

Was bedeutet diese Aussage am ehesten?

(A) Der Test fällt bei einer Person ohne Darmkrebs mit sehr hoher Wahrscheinlichkeit negativ aus.

(B) Der Test fällt bei einem Patienten mit Darmkrebs mit sehr hoher Wahrscheinlichkeit positiv aus.

(C) Der Test wird von den Testteilnehmern akzeptiert (gut angenommen).

(D) Der Test hat nur wenige Nebenwirkungen.

(E) Mithilfe dieses Tests lässt sich Darmkrebs verhindern.

144 Frau G. nimmt im Zuge der Vorsorgemaßnahmen am Mammographie-Screening teil.

Welcher der folgenden Werte gibt die Wahrscheinlichkeit an, dass Frau G. tatsächlich Brustkrebs hat, wenn das Mammographie-Screening ein positives Testergebnis zeigt?

(A) positiver prädiktiver Wert

(B) negativer prädiktiver Wert

(C) Sensitivität

(D) Spezifität

(E) NNT (number needed to treat)

145

Diese Frage wurde nachträglich vom IMPP entfernt und darf nicht abgedruckt werden.

146 In einer Familie gibt es zwei Geschwister, beides Jungen, 4 und 6 Jahre alt. Diese geraten des Öfteren miteinander in Streit. Die Mutter klagt beim Kinderarzt ihr Leid: Sie beachte die beiden dann besonders und rede auf sie ein, was aber eher den Effekt habe, dass das Streiten häufiger werde. Der Kinderarzt gibt der Mutter den Hinweis, die beiden Streithähne jeweils in einen Raum zu separieren. Aus diesem dürften sie erst heraus, wenn sie sich beruhigt hätten.

Wie wird das vom Arzt empfohlene Verfahren am zutreffendsten bezeichnet?

(A) Shaping

(B) Chaining

(C) Token Economy

(D) negative Verstärkung

(E) Time-Out

147 Ein Arzt möchte seinen Patienten eine optimale Behandlung zukommen lassen und engagiert sich in seinem Beruf im Krankenhaus deshalb sehr stark. Als Familienvater sieht er sich aber auch der Erwartung ausgesetzt, möglichst viel Zeit mit seinen Kindern zu verbringen.

Mit welchem Begriff wird die Situation des Arztes am zutreffendsten bezeichnet?

(A) Helfersyndrom

(B) Paternalismus

(C) Burn-out-Syndrom

(D) Interrollenkonflikt

(E) Intrarollenkonflikt

148 Welche der folgenden Gruppen ist am ehesten eine Balint-Gruppe?

(A) Gruppe, in der Ärzte schwierige Arzt-Patient-Beziehungen besprechen

(B) Gruppe, in der die Teilnehmer eine Gruppentherapie erfahren (z. B. Adipöse zur Körpergewichtsreduktion)

(C) psychoedukative Gruppe für Angehörige von psychisch kranken Patienten

(D) Qualitätszirkel in einer Klinik

(E) Selbsthilfegruppe für chronisch Kranke

149 Ein Patient hat seit einigen Tagen starke Magenschmerzen und muss sich mehrmals übergeben. Er sucht zwar den Arzt auf, beschönigt ihm gegenüber aber die Symptome.

Mit welchem Begriff lässt sich das Verhalten des Patienten gegenüber dem Arzt am besten charakterisieren?

(A) Aggravation

(B) Dissimulation

(C) Projektion

(D) Sensitization

(E) Simulation

150 Welche Aussage zur Arzt-Patient-Kommunikation trifft am ehesten zu?

(A) Wenn ein Arzt sich emotional zugewandt verhält, wird dies non-direktiv genannt.

(B) Ein elaborierter Sprachcode erleichtert das Verständnis der Patienten.

(C) Wenn ein Arzt auf eine Frage nicht direkt antwortet, sondern erst nach Prüfung aller Unterlagen, nennt man das indirekte Kommunikation.

(D) Eine Ärztin, die sich bei einer Kollegin über den unfreundlichen Ton ihres Patienten beklagt, betreibt Metakommunikation.

(E) Ein Arzt, der seinen Patienten freundlich lächelnd mit den Worten begrüßt: „Na, haben Sie heute besser geschlafen als sonst?", agiert direktiv.

151 In der Arzt-Patient-Kommunikation wirkt sich ein patientenzentriertes Vorgehen positiv auf die Zufriedenheit und die Compliance des Patienten aus.

Welche auf die klientenzentrierte Gesprächspsychotherapie nach Rogers zurückgehenden Basismerkmale müssen seitens des Arztes als Voraussetzungen für eine vertrauensvolle Basis von Arzt und Patient am ehesten gegeben sein?

(A) direktives Vorgehen, Echtheit und Informationsbereitschaft

(B) direktives Vorgehen, Echtheit und positive Wertschätzung

(C) Echtheit, Empathie und Gegenübertragung

(D) Echtheit, Empathie und positive Wertschätzung

(E) Empathie, positive Wertschätzung und Übertragung

152 Aktives Zuhören ist eine Technik der Gesprächsführung, die die Kooperation zwischen Arzt und Patient verbessern kann.

Welcher der folgenden Punkte gehört am ehesten zu dieser Technik?

(A) Ausführungen des Patienten bewerten

(B) direktives Vorgehen des Arztes

(C) geschlossene Fragen stellen

(D) Paraphrasieren

(E) Themenwechsel

153 Im Arzt-Patient-Gespräch kann man verschiedene Fragestile unterscheiden. Auf Station beobachten Sie einen Kollegen, der einem Patienten folgende Frage stellt: „Ist die Übelkeit, von der Sie berichteten, morgens am stärksten?"

Welchem Fragestil kann man die Frage am ehesten zuordnen?

(A) offene Frage

(B) geschlossene Frage

(C) Katalogfrage

(D) zirkuläre Frage

(E) Alternativfrage

154 Welche der Aussagen beschreibt den Halo-Effekt am besten?

(A) Allein das Wissen darüber, beobachtet zu werden, kann das Verhalten der beobachteten Person beeinflussen.

(B) Der Versuchsleiter selbst beeinflusst durch Erwartungen, Überzeugungen und Vorurteile das Ergebnis der Untersuchung.

(C) Die Art der Stichprobenziehung beeinflusst die Repräsentativität der Ergebnisse.

(D) Die Art und Weise, wie geschlossene Fragen gestellt werden, beeinflusst die Antworthäufigkeit der Probanden.

(E) Ein hervorstechendes Merkmal beeinflusst die Wahrnehmung anderer Merkmale.

155 Nach dem Konzept einer Psychotherapiemethode wird die Beziehung zwischen Patient und Therapeut dazu genutzt, es dem Patienten zu ermöglichen, unbewusste Konflikte bewusst zu machen und neue Beziehungserfahrungen zu machen.

Die Zielsetzung welcher Psychotherapiemethode beschreibt dies am zutreffendsten?

(A) neuropsychologische Therapie

(B) nondirektive Gesprächspsychotherapie

(C) psychodynamische Therapie (z. B. Psychoanalyse)

(D) systemische Therapie

(E) Verhaltenstherapie

156 Eine Mutter klagt beim Hausarzt, ihr kleiner Sohn (4 Jahre), der sehr gern Süßigkeiten isst, quengele beim Einkaufen im Supermarkt in letzter Zeit häufiger als zuvor. Manchmal kaufe sie Fabian dann einen Schokoriegel, das Quengeln höre dann auf.

Das oben beschriebene Verhalten kann anhand des S-O-R-K-C-Modells (Verhaltensgleichung) analysiert werden.

Welchem Bestimmungsstück dieses Modells ist am besten die Tatsache zuzuordnen, dass die Mutter dem Kind den Schokoriegel nur manchmal kauft und nicht bei jedem Einkauf?

(A) Stimulus

(B) Organismus

(C) Reaktion

(D) Kontingenz

(E) Konsequenz

157 Zum Abbau einer gelernten Angstreaktion wird bei einem Patienten stufenweise eine Hierarchie angstauslösender Reize abgearbeitet.

Zu welcher der folgenden Therapieformen passt diese Beschreibung am besten?

(A) Aversionstherapie

(B) klientenzentrierte Psychotherapie (Gesprächspsychotherapie)

(C) Reizüberflutung (Flooding)

(D) Shaping

(E) systematische Desensibilisierung

158 Welches der folgenden Merkmale gehört **nicht** zu den Kennzeichen der gesetzlichen Krankenversicherung?

(A) Solidaritätsprinzip

(B) Sachleistungsprinzip

(C) Äquivalenzprinzip

(D) Umlageverfahren

(E) Prinzip der freien Kassenwahl

159 Welche der folgenden Aussagen zur ambulanten Versorgung in Deutschland trifft **nicht** zu?

(A) Der Sicherstellungsauftrag der ambulanten Versorgung liegt bei den Kassenärztlichen Vereinigungen.

(B) Weniger als 2/3 der berufstätigen Ärzte/Ärztinnen sind niedergelassen.

(C) Es gilt das Prinzip der freien Arztwahl.

(D) Die primärärztliche Versorgung wird unter anderem von Allgemeinmedizinern/ Allgemeinmedizinerinnen geleistet.

(E) Höchstens 2/3 der niedergelassenen Ärzte/Ärztinnen haben eine Kassenzulassung.

160 Sie eröffnen als Facharzt Ihre erste eigene Praxis. Im Rahmen des Qualitätsmanagements achten Sie u. a. darauf, für Ihre Patienten gut erreichbar zu sein (z. B. Anrufbeantworter für das Telefon, gute Verkehrsanbindung), wichtige medizinische Geräte verfügbar zu haben (z. B. Ultraschallgerät) und genügend und gut ausgebildetes Personal zu beschäftigen (z. B. medizinische Fachangestellte).

Welche Qualitätsdimension beschreibt diese Maßnahmen am besten?

(A) Prozessqualität

(B) Ergebnisqualität

(C) Urteilsqualität

(D) Strukturqualität

(E) Lebensqualität

Kreuzen wie im Physikum: Antwortbogen zum Üben, Seite 2

#	Ans	#	Ans	#	Ans	#	Ans
81	B	111	—	141	B	171	—
82	C	112	E	142	—	172	—
83	C	113	—	143	C	173	—
84	D	114	(strike)	144	—	174	—
85	B	115	—	145	(strike)	175	—
86	E	116	—	146	E	176	—
87	C	117	—	147	—	177	—
88	C	118	(strike)	148	—	178	—
89	C	119	C	149	—	179	—
90	D	120	C	150	—	180	—
91	E	121	—	151	—	181	—
92	C	122	—	152	—	182	—
93	D	123	—	153	—	183	—
94	C	124	D	154	—	184	—
95	D	125	—	155	—	185	—
96	—	126	—	156	—	186	—
97	D	127	—	157	—	187	—
98	B	128	—	158	—	188	—
99	D	129	—	159	—	189	—
100	D	130	—	160	—	190	—
101	—	131	—	161	—		
102	C	132	—	162	—		
103	C	133	C	163	—		
104	D	134	—	164	—		
105	C	135	C	165	—		
106	(strike)	136	—	166	—		
107	B	137	—	167	—		
108	C	138	—	168	—		
109	D	139	C	169	—		
110	—	140	—	170	—		

149/ 158

155

Haben Sie für jede gestellte Aufgabe genau eine Antwort markiert?

Lösungen

Institut für medizinische und pharmazeutische Prüfungsfragen

Erster Abschnitt der Ärztlichen Prüfung
Herbst 2014

Tag **2**, Seite **2** Auflage **A**

	Frage	Lösung		Frage	Lösung		Frage	Lösung		Frage	Lösung
	81	B		111	A		141	E		171	
	82	C		112	E		142	A		172	
	83	B		113	C		143	B		173	
	84	D		114	E		144	A		174	
	85	A		115	A	X	145	(AB)		175	
	86	E		116	A		146	E		176	
	87	D		117	D		147	D		177	
	88	C	X	118	(BD)		148	A		178	
	89	C		119	B		149	B		179	
	90	D		120	C		150	E		180	
	91	E		121	A		151	D		181	
	92	C		122	C		152	D		182	
	93	D		123	A		153	B		183	
	94	C		124	C		154	E		184	
	95	D		125	E		155	C		185	
	96	B		126	C		156	D		186	
	97	D		127	C		157	E		187	
	98	A		128	C		158	C		188	
	99	E		129	C		159	E		189	
	100	D		130	B		160	D		190	
	101	A		131	C		161				
	102	C		132	A		162				
	103	B		133	B		163				
	104	D		134	B		164				
	105	D		135	A		165				
X	106	(CD)		136	D		166				
	107	A		137	C		167				
	108	C		138	A		168				
	109	D		139	C		169				
	110	C		140	C		170				

X – Frage wurde nachträglich gestrichen und gilt als nicht gestellt, vgl. Benutzerhinweise

Kreuzen wie im Physikum: Antwortbogen zum Üben, Seite 1

Blatt-. Nr.

Erster Abschnitt der Ärztlichen Prüfung Herbst 2014　　　　　　　　　　2. Tag

Name, Vorname

Geburtsname　　　　　　　　　　　　　　　　　　Geb.-Datum

Geburtsort　　　　　　　　　　　　　　　　　　　Geschlecht

LPA　　Prüfungsort　　　　　　　　　　　　　　　Saal　　Sitzplatz

Hier bitte nicht markieren

Bitte prüfen Sie die Angaben zu ihrer Person!
Melden Sie Fehler bitte dem Aufsichtspersonal!

Exakt und deutlich markieren
Falsche Markierungen bitte sauber und
vollständig mit Plastikradierer entfernen!

A oder B
(Auflagen-
kennung)

Haben Sie für jede gestellte Aufgabe genau eine Antwort markiert?

Lösungen

Institut für medizinische und pharmazeutische Prüfungsfragen

Erster Abschnitt der Ärztlichen Prüfung
Herbst 2014

Tag **2**, Seite **1** Auflage **A**

Frage	Lösung		Frage	Lösung		Frage	Lösung		Frage	Lösung
1	E		21	C		41	C		61	C
2	E		22	A		42	C		62	C
3	C		23	C		43	E		63	D
4	A	X	24	(BC)		44	B	X	64	(BC)
5	D		25	B		45	E		65	E
6	D		26	A		46	A		66	B
7	C		27	D		47	A		67	A
8	E		28	A		48	E		68	E
9	C		29	D		49	B		69	A
10	B		30	D		50	A		70	A
11	C		31	D		51	C		71	D
12	C		32	B		52	D		72	B
13	D		33	C		53	E		73	A
14	A		34	C		54	A		74	E
15	A		35	C		55	C		75	D
16	D		36	C		56	E		76	E
17	E		37	C		57	C		77	A
18	C		38	B		58	A		78	A
19	C		39	C		59	E		79	D
20	E		40	D		60	C		80	C

X – Frage wurde nachträglich gestrichen und gilt als nicht gestellt, vgl. Benutzerhinweise

Die Original IMPP-Fragen des Physikums Herbst 2014

Die perfekte Prüfungs-Simulation!

Du hast gekreuzt was das Zeug hält und fühlst dich gut vorbereitet, aber du hast keine Ahnung, was dich tatsächlich im Examen erwartet? Dann teste jetzt den Ernstfall!

Wie in der „echten" Prüfung bekommst du
- ein Fragenheft pro Prüfungstag
- die Bildbeilage
- Antwortbögen

Damit es möglichst authentisch ist, bekommst du alles im Originallayout des IMPP. So kannst du wie im richtigen Physikum mit Bleistift auf Papier kreuzen und dich optimal auf die echte Prüfungssituation vorbereiten. Zur Kontrolle sind die Lösungen „spicksicher" mit dabei.

Zusätzlich: Bestens bewährte Prüfungstipps von ehemaligen Examenskandidaten.

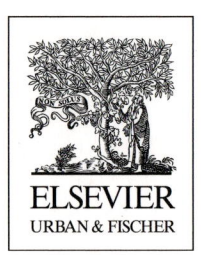

ELSEVIER
URBAN & FISCHER

ISBN 978-3-437-41133-5
www.elsevier.de
www.elsevier.com

Kreuzen wie im Physikum: Antwortbogen zum Üben, Seite 2

Nr.	Antwort	Nr.	Antwort	Nr.	Antwort	Nr.	Antwort
81	B	111	A	141	E	171	
82	C	112	D	142	E	172	
83	A	113	A	143	E	173	
84	E	114	A	144	E	174	
85	B	115	D	145	B	175	
86	A	116	C	146	C	176	
87	E	117	B	147 (?)	C	177	
88	D	118	C	148	C	178	
89	B	119	C	149	E	179	
90	E	120	C	150	E	180	
91		121	E	151	E	181	
92	B	122	D	152	B	182	
93	E	123	B	153	D	183	
94	B	124		154	D	184	
95	C	125	C	155	E	185	
96	B	126	D	156	C	186	
97	D	127	C	157	E	187	
98	E	128	E	158	B	188	
99		129	B	159	D	189	
100		130	C	160	D	190	
101		131	B	161			
102	B	132	C	162			
103 (?)	C	133	B	163			
104	B	134	C	164			
105	B	135	C	165			
106	B	136	D	166			
107	D	137	D	167			
108	E	138	D	168			
109	B	139	D	169			
110	E	140	D	170			

Haben Sie für jede gestellte Aufgabe genau eine Antwort markiert?

Lösungen

Institut für medizinische und pharmazeutische Prüfungsfragen

Erster Abschnitt der Ärztlichen Prüfung
Herbst 2014

Tag **1**, Seite **2**   Auflage **A**

Frage	Lösung	Frage	Lösung	Frage	Lösung	Frage	Lösung
81	B	111	A	141	E	171	
82	D	112	A	142	D	172	
83	B	113	A	143	E	173	
84	C	114	A	144	E	174	
85	B	115	A	145	A	175	
86	A	116	B	146	C	176	
87	E	117	A	147	C	177	
88	C	118	C	148	C	178	
89	B	119	C	149	D	179	
90	D	120	B	150	B	180	
91	C	121	C	151	E	181	
92	A	122	D	152	A	182	
93	E	123	D	153	D	183	
94	A	124	C	154	C	184	
95	B	125	B	155	B	185	
96	A	126	E	156	B	186	
97	C	127	C	157	E	187	
98	B	128	D	158	B	188	
X 99	(BE)	129	A	159	A	189	
100	C	130	A	160	E	190	
101	A	131	B	161			
102	A	132	B	162			
103	E	133	A	163			
104	B	134	E	164			
105	B	135	E	165			
106	A	136	D	166			
107	D	137	C	167			
108	C	138	C	168			
109	B	139	C	169			
110	E	140	D	170			

X – Frage wurde nachträglich gestrichen und gilt als nicht gestellt, vgl. Benutzerhinweise

Lösungen

Institut für medizinische und pharmazeutische Prüfungsfragen

Erster Abschnitt der Ärztlichen Prüfung
Herbst 2014

Tag **1**, Seite **1** Auflage **A**

Frage	Lösung	Frage	Lösung	Frage	Lösung	Frage	Lösung
1	B	21	C	41	B	61	C
2	D	22	B	42	D	62	A
3	C	23	E	43	C	63	E
4	D	24	D	44	D	64	C
5	A	25	D	45	A	65	B
6	A	26	D	46	C	66	B
7	B	27	C	47	B	67	A
8	D	28	B	48	D	68	B
9	C	29	E	49	B	69	D
10	B	30	D	50	C	70	A
11	E	31	C	51	D	71	E
12	B	32	E	52	C	72	B
13	D	33	A	53	B	73	E
14	B	34	E	54	C	74	D
15	B	35	A	55	A	75	A
16	C	36	A	56	C	76	E
17	B	37	D	57	B	77	D
18	A	38	C	58	D	78	B
19	B	39	E	59	B	79	A
20	B	40	D	60	C	80	B

X – Frage wurde nachträglich gestrichen und gilt als nicht gestellt, vgl. Benutzerhinweise

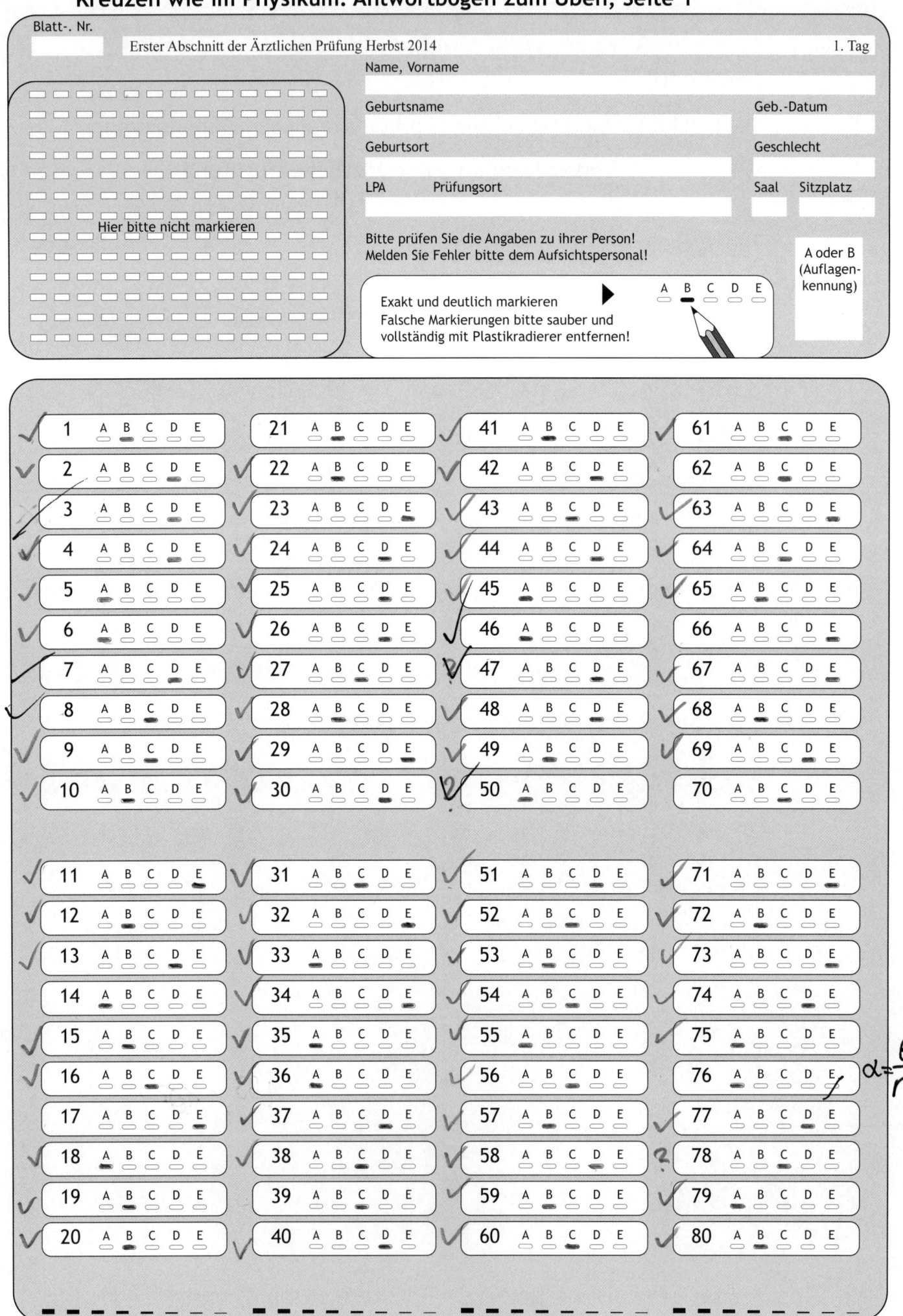

Kreuzen wie im Physikum: Antwortbogen zum Üben, Seite 1

Kreuzen wie im Physikum

Kreuzen wie im Physikum

Die Original IMPP-Fragen des Physikums Herbst 2014

Erster Abschnitt der Ärztlichen Prüfung

1. Tag

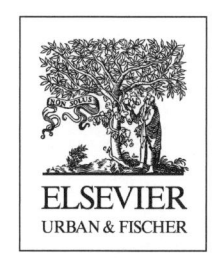

URBAN & FISCHER München

Zuschriften an:
Elsevier GmbH, Urban & Fischer Verlag, Hackerbrücke 6, 80335 München
E-Mail medizinstudium@elsevier.com

Wichtiger Hinweis für den Benutzer
Die Erkenntnisse in der Medizin unterliegen laufendem Wandel durch Forschung und klinische Erfahrungen. Herausgeber und Autoren dieses Werkes haben große Sorgfalt darauf verwendet, dass die in diesem Werk gemachten therapeutischen Angaben (insbesondere hinsichtlich Indikation, Dosierung und unerwünschter Wirkungen) dem derzeitigen Wissensstand entsprechen. Das entbindet den Nutzer dieses Werkes aber nicht von der Verpflichtung, anhand weiterer schriftlicher Informationsquellen zu überprüfen, ob die dort gemachten Angaben von denen in diesem Werk abweichen und seine Verordnung in eigener Verantwortung zu treffen.

Bibliografische Information der Deutschen Nationalbibliothek
Die Deutsche Nationalbibliothek verzeichnet diese Publikation in der Deutschen Nationalbibliografie; detaillierte bibliografische Daten sind im Internet über http://www.d-nb.de/ abrufbar.

Alle Rechte vorbehalten
1. Auflage 2015
© Elsevier GmbH, München
Der Urban & Fischer Verlag ist ein Imprint der Elsevier GmbH.

15 16 17 18   5 4 3 2 1

Für Copyright in Bezug auf das verwendete Bildmaterial: Institut für medizinische und pharmazeutische Prüfungsfragen (IMPP), Mainz.

Die Prüfungsaufgaben sind urheberrechtlich geschützt. Inhaber der Urheberrechte an den Aufgaben ist das Institut für medizinische und pharmazeutische Prüfungsfragen (IMPP) in 55116 Mainz. Ohne Zustimmung des IMPP ist jede Nutzung der Aufgaben außerhalb der engen Grenzen des Urheberrechtsgesetzes unzulässig.

Das Werk einschließlich aller seiner Teile ist urheberrechtlich geschützt. Jede Verwertung außerhalb der engen Grenzen des Urheberrechtsgesetzes ist ohne Zustimmung des Verlages unzulässig und strafbar. Das gilt insbesondere für Vervielfältigungen, Übersetzungen, Mikroverfilmungen und die Einspeicherung und Verarbeitung in elektronischen Systemen.

Planung und Lektorat: Susanne Szczepanek
Lektorat und Herstellung: Cornelia von Saint Paul
Satz: abavo GmbH, Buchloe/Deutschland; TnQ, Chennai/Indien
Druck und Bindung: Drukarnia Dimograf, Bielsko-Biała, Polen
Umschlaggestaltung: SpieszDesign, Neu-Ulm

ISBN Print 978-3-437-41133-5

Aktuelle Informationen finden Sie im Internet unter **www.elsevier.de** und **www.elsevier.com**.

Benutzerhinweise

Hilfe – Physikum!

Ungefähr das hat sich wohl so ziemlich jeder Vorklinik-Student schon ab spätestens Anfang des 4. Semesters gedacht. Es ist auch keine allzu schöne Zeit, so direkt vor der Prüfung. Aber: ihr habt es doch auch bis zum Physikum geschafft (man denke an schreckliche Biochemie-Klausuren zurück...), dann schafft ihr das jetzt auch! Ich hoffe, ich konnte euch Mut machen und möchte euch im Nachfolgenden ein paar Tipps und Ratschläge fürs „Überleben" dieser Zeit geben.

Organisation

Die erste Frage ist meistens, wann man anfängt zu lernen. Das ist vom Lerntypus abhängig: Der eine ist der konstante Mitlerner, dieser wird auch jetzt vermutlich schon am Semesteranfang einen persönlichen Lernplan zumindest erstellen. Der Nächste braucht eher den Druck und lässt das Semester erst einmal entspannt angehen. Zur Orientierung möchte ich auf die online verfügbaren Lernpläne verweisen, die ziemlich häufig verwendet werden, wobei ich persönlich finde, die sind eher für die „Kurz-auf-Knapp-Lerner" zu empfehlen. Weitere gute Möglichkeiten sind die klassischen Lern- und Kreuzprogramme – hier habt ihr auch die Möglichkeit, euren eigenen Plan zusammenzustellen.

Und los!

Den Lernplan arbeitet man ab und stellt fest, wie wenig man behalten hat über das doch eigentlich noch recht kurze Studium, aber das geht nahezu jedem so. Ich finde es hilfreich, erledigte Kapitel am Ende des Tages abzuhaken. Eventuell empfehlen sich zwei verschiedene Farben, die erste für den ersten Durchgang, die zweite für die Wiederholung. Gerade kurz vor der Prüfung geht dann mal hin und schaut euch das an: Da sind jetzt vermutlich ganz viele Haken. Dann klopft euch auch mal auf die Schulter und belohnt euch!

Durchhalten!

Belohnen und hiermit verknüpft, Pausen, das ist extrem wichtig, gerade in dieser harten Zeit! Überlegt euch vielleicht schon bei der Lernplanerstellung: Wann habe ich sicher etwas vor, wann habe ich gerne mal frei und vor allem, nehmt euch die Tage dann auch frei! Je näher die Prüfung rückt, desto schwieriger wird das allerdings. Konkret gilt: klare Tagesziele setzen (hier bitte realistisch!), abhaken, und am Ende des Tages belohnen. Setzt euch auch Zeitpunkte fest, wann ihr die Pausen macht und wann ihr mit Lernen aufhört. Hilfreich ist, wenn man dann etwas macht – das kann einen Film gucken sein oder Freunde treffen, auch Sport – selbst für einen Sportmuffel! Manche fangen plötzlich mit Yoga an, um sich entspannen zu können, andere sind da eher die Auspower-Durstigen. Es ist auf jeden Fall ein guter Ausgleich, und mal biochemisch: denkt an die ganzen Endorphine!

Stress?

Denen, die sich – wie ich – leicht stressen lassen, empfehle ich, sich in der Prüfungsphase von den „Stressern" etwas abzuschotten. Das führt zu nichts, es macht euch nicht besser in den Fragen, sondern es verunsichert euch nur. Schaut lieber gleich zu Beginn, dass ihr die Nicht-Medizin-Freunde oder die aus anderen Semestern ermutigt, euch jetzt besonders zu unterstützen – und auch ruhig mal kurz abzulenken! Natürlich in gesundem Maß.

Die letzten 3–7 Tage solltet ihr euch keine ganz neuen Sachen mehr anschauen. Das bringt nichts, denn ihr macht das hektisch und in Eile, das bleibt vermutlich eher schlecht hängen, aber es macht unheimlich leicht große Angst! Schaut euch doch lieber noch einmal eure Mitschriften an oder lest etwas schon Bekanntes!

Die Probeklausuren – KREUZEN WIE IM PHYSIKUM

Stellt euch vorab der Prüfungssituation: macht einige Probeklausuren in „Echtzeit", und auch eine komplette Prüfung auf Papier. Online kreuzen ist gut, mit dem „echten" Antwortbogen arbeiten aber noch einmal eine ganz andere Sache. Zieht das ein- oder zweimal durch, dann wisst ihr, was auf euch zukommt und vor allem, wie ihr damit umgehen könnt.

Dieses Heft enthält die **Originalfragen** des Physikums Herbst 2014 und die **Bildbeilage** im Originallayout. Bei jedem Examen werden nachträglich einige Fragen vom IMPP aus der Wertung genommen. Diese gestrichenen Fragen dürfen hier nicht abdruckt werden, sie sind grau überdeckt.

Antwortbögen zum Üben sind hinten in diesem Heft eingedruckt, jeweils auf der Rückseite sind die Lösungen angegeben.

Den Prüfungstag vorbereiten

Befasst euch rechtzeitig mit dem kleinen Buch, das ihr mit der Einladung zum Schriftlichen bekommt. Wozu unnötig kurz vor knapp böse überrascht werden? Dort findet ihr genau den Prüfungsablauf, die Zeitangaben und vor allem, was ihr mitbringen/beachten müsst. Wenn ihr das vorbereitet habt, macht das alles viel entspannter.

Bis auf wenige Studenten mussten wir (Studienort München) ins Umland reisen, um unseren Prüfungsort zu finden. Falls ihr auch so viel Glück habt und noch nie vorher dort gewesen seid, empfehle ich euch: sucht euch die Strecke heraus und macht eine Probefahrt. Plant eventuell Fahrgemeinschaften oder Ähnliches.

Der Abend davor

Ladet euch einen Freund/Freundin ein – ich empfehle hier dringend: wählt einen Nicht-Physikums-Freund – und lasst es entspannt angehen, trinkt z.B. ein (!) Bier und kocht etwas Leckeres. Auch noch ein wichtiger Tipp: mehrere Wecker stellen! Ich habe mich noch zusätzlich morgens anrufen lassen – einfach zum Absichern, dass ich wirklich wach bin!

Der erste Prüfungstag

Am Morgen auf jeden Fall frühstücken! Rechtzeitig losfahren, die Strecke habt ihr euch ja vorher schon herausgesucht (immer Verzögerungen einberechnen, wegen Stau etc.). Vor Ort nicht unter die verrücktesten „Mit-Physikums-Leute" stellen, auch wenn ihr sie gerne mögt. Besser gleich reingehen, erst einmal den eigenen Platz suchen und feststellen, ob alles da ist (dort sollten Bleistifte und Radiergummis liegen, ihr dürft so etwas normalerweise nicht von euch selbst benutzen). Dann die Verpflegung auspacken, die habt ihr euch am Vortag schon hergerichtet oder gerade noch beim Bäcker an der U-Bahn zusammengekauft. Bitte – im Sinne aller Kommilitonen – alles was knistert raus aus der Tüte! Unglaublich störend, wenn da jemand so herumlärmt, während man gerade versucht, physikalische Rechnungen zu verstehen! Dann nochmal kurz auf die Toilette und beizeiten Platz nehmen.

Die Prüfung beginnt

Die Regeln werden verlesen und es wird nochmal gefragt, ob sich alle Anwesenden körperlich dazu in der Lage fühlen, an der Prüfung teilzunehmen. Prüft das erste Blatt, ist alles korrekt? Der Antwortbogen hat oben auf der Vorderseite das Feld mit euren persönlichen Angaben. Hier bitte nichts eintragen, sondern nur prüfen, ob alle Angaben stimmen. Die Auflagenkennung „A" oder „B" muss jeweils bei Fragenheft und Antwortbogen identisch sein: Fragen und Antworten sind für „A" und „B" gleich, aber die Reihenfolge der Antworten unterscheidet sich zwischen den beiden Varianten.

Achtet darauf, für jede Frage genau EINE Antwortmöglichkeit INNERHALB der vorgegebenen Felder des Antwortbogens zu markieren, notfalls sorgfältig radieren. Keine zusätzlichen Bleistiftstriche z.B. an den Rand machen, das macht in der Prüfung den maschinenlesbaren Bogen schlimmstenfalls unauswertbar. Falls ihr euch für die Bearbeitung Markierungen setzen wollt, tragt sie ins Fragenheft ein.

Infos zum Bearbeiten der Fragen und zur Benutzung des Antwortbogens bietet auch das IMPP auf seiner Website an. Die wichtigsten davon werden innen in die Umschlagseiten der Fragenhefte eingedruckt; ihr findet sie in diesem Heft anschließend an diese Benutzerhinweise.

Zurück zur Prüfung: Macht euch also mit dem euch vorliegenden Fragebogen, ggf. der Bildbeilage und dem Antwortbogen vertraut – kennt Ihr alles schon vom Probeexamen – und atmet noch einmal tief durch!

Und... kreuzen!

Es gibt verschiedene Möglichkeiten der Bearbeitung. Geht am besten einmal ganz durch den Fragebogen. Bei Fragen, die euch total unklar sind, kreuzt auf jeden Fall etwas auf dem Antwortbogen an, macht eine dicke Markierung in das Fragenheft und geht dann weiter zur nächsten Frage. Am Ende seid ihr vielleicht in Zeitnot, und dann sprechen immerhin 20% dafür, dass es richtig sein könnte!

Ganz wichtig: Übertragt SOFORT anschließend! Ich habe nicht nur einen Studenten getroffen, der am Ende nicht mit dem Übertragen fertig wurde oder den 2 nicht angekreuzte Punkte die bessere Notenstufe gekostet haben (ihr seht das, wenn ihr die Ergebnisbögen mit dem Zeugnis bekommt). Also gleich übertragen, es ist ja Bleistift und lässt sich wieder ausbessern.

Gedächtnislücken – und jetzt?

Wenn ihr etwas nicht wisst, dann wisst ihr das eben nicht. Das ist völlig legitim und normal! Die Stoffmenge ist einfach unglaublich und noch dazu ist das IMPP manchmal sehr erfinderisch. Falls ihr am Ende viel Zeit übrig habt, könnt ihr alles nochmal durchgehen. Aber hängt euch nicht an einzelnen Fragen auf! Meistens ist der erste Gedanke doch der Richtige und man ärgert sich viel mehr, wenn man am Ende etwas eigentlich schon richtig Angekreuztes in etwas Falsches umgekreuzt hat.

Raus hier!

Ich empfehle grundsätzlich, bei viel übriger Zeit einfach zu gehen. Erholt euch, die 2 Tage sind richtig anstrengend, auch körperlich! Bevor ihr abgebt: zählt nochmal durch, bzw. schaut den gesamten Bogen durch, ob auch wirklich alles angekreuzt ist! Denkt an die 20%! Falls ihr das Fragenheft mitnehmen wollt, müsst ihr draußen warten und bekommt es am Ende der Prüfung. Sonst könnt ihr es aber auch an Tag 2 mit dem Tag 2-Fragenheft mitnehmen.

Und dann?

Die vermutlich richtigen Lösungen könnt ihr an beiden Tagen etwa 4–5 Stunden nach Prüfungsende im Internet nachprüfen. Ich hatte es nie vor, und habe es doch gemacht, weil ich es nicht ausgehalten hatte. Das sollte jeder für sich selbst entscheiden.

Für den Abend des ersten Prüfungstags gilt das Gleiche wie für den Abend davor. Und dann ist es auch schon 2. Tag, gleiches Spiel und – dann habt ihr es geschafft!

Ihr macht das!

Es ist eine anstrengende Zeit, aber sie geht vorbei. Das Schriftliche ist wenigstens relativ gut berechenbar und – trotz der gelegentlichen sehr einfallsreichen neuen Dinge des IMPP – zu einem ausreichend großen Bereich an Fragen (soll heißen mehr als die 60% Hürde!) anhand von ähnlichen Fragen der Vorjahre zusammengestellt. Also: Munter drauf losgekreuzt, und dann macht ihr das mit links!

Carina Dehner

Kreuzen wie im Physikum: Hinweise zur Bearbeitung des IMPP.

-A-
Hinweise zur inhaltlichen Bearbeitung der Prüfungsaufgaben

Allgemeines:

Soweit nicht besondere Bedingungen genannt sind, bezieht sich der in einer Aufgabe angesprochene Sachverhalt auf den medizinischen oder wissenschaftlichen **Regelfall** sowie auf die Gegebenheiten in der Bundesrepublik Deutschland.

Die Prüfungsaufgaben sind Antwortwahlaufgaben. Sie grenzen die Zahl der Antwortmöglichkeiten auf einen zuvor bestimmten Entscheidungszusammenhang ein. Für alle Aufgaben gilt daher: Antworten, die im Antwortangebot nicht enthalten sind, können nicht richtige Lösung einer Aufgabe sein!

Eine Aufgabe gilt als **richtig gelöst**, wenn die beste Antwort aus dem Antwortangebot A bis E markiert wurde. Die beste Antwort ist diejenige, die im Vergleich der fünf Antwortmöglichkeiten die Aufgabe **am umfassendsten beantwortet**.

In dieser Prüfung können die Aufgaben in folgender Weise angeboten werden:

Aufgabentyp A: Einfachauswahl

Bei diesem Aufgabentyp sind alle angebotenen Antworten A bis E gegeneinander abzuwägen. Als **richtige Lösung** wird die **Bestantwort** anerkannt. Bestantwort ist entweder die am meisten zutreffende oder die allein zutreffende Antwort bzw. die am wenigsten zutreffende oder die allein unzutreffende Antwort.

Aufgabentyp B: Zuordnung (Aufgaben mit gemeinsamem Antwortangebot)

Bei diesem Aufgabentyp sind in Liste 1 Begriffe oder Sachverhalte aufgeführt, Liste 2 enthält die möglichen Antworten A bis E. Als **richtige Lösung** wird die **allein** oder **am besten zutreffende Zuordnung** anerkannt. Dabei kann auch für mehrere Aufgaben der Liste 1 die gleiche Antwort aus Liste 2 die richtige Lösung sein.

Kreuzen wie im Physikum: Hinweise zur Bearbeitung des IMPP.

-B-

Technische Hinweise zur Bearbeitung der Prüfungsaufgaben

Nachstehend sind nochmals die wichtigsten Punkte, die von Ihnen bei der Bearbeitung der Prüfungsaufgaben zu beachten sind, zusammengestellt:

- Überprüfen Sie vor Beginn der Aufgabenbearbeitung Ihre vorgedruckten Personalangaben auf dem Antwortbeleg sowie die Übereinstimmung der Auflagenkennzeichnung auf diesem Aufgabenheft und Ihrem Antwortbeleg!

- Melden Sie fehlerhafte Eintragungen auf dem Antwortbeleg sofort dem Aufsichtspersonal! Nehmen Sie keine Änderungen auf dem Beleg vor!

- Markieren Sie Ihre Antworten auf Ihrem zur maschinellen Auswertung bestimmten Antwortbeleg! Nur dieser Antwortbeleg ist die verbindliche Grundlage für die Ergebnisfeststellung.

- Markieren Sie stets nur einen Lösungsbuchstaben! Aufgaben, für die keine oder mehr als eine Antwort markiert wurde, werden als nicht gelöst gewertet.

- Achten Sie beim Markieren auf richtige Zuordnung Ihrer Lösungen zu den Aufgabennummern!

- Verwenden Sie zum Markieren ausschließlich einen Bleistift!

- Markieren Sie Ihre Lösungen durch deutliche waagerechte Striche in den Markierungsfeldern!

- Radieren Sie Fehlmarkierungen sorgfältig und vollständig aus!

- Eintragungen außerhalb der Markierungsfelder sind nicht zulässig!

- Behandeln Sie Ihren Antwortbeleg mit Sorgfalt; er darf nicht verschmutzt, gefaltet oder sonst wie beschädigt sein.

- Sollte Ihr Antwortbeleg beschädigt oder beschmutzt werden, melden Sie dies dem Aufsichtspersonal, das Ersatzbelege bereithält.

Erster Abschnitt der Ärztlichen Prüfung
Erster Tag

STOFFGEBIET I
Physik für Mediziner und Physiologie
80 Aufgaben

STOFFGEBIET II
Chemie für Mediziner und Biochemie/Molekularbiologie
80 Aufgaben

Achten Sie zur Vermeidung von Nachteilen bitte auf
<u>eindeutige</u> Markierungen auf Ihrem Antwortbeleg!

© Institut für medizinische und pharmazeutische Prüfungsfragen, Mainz

Die Prüfungsaufgaben sind urheberrechtlich geschützt. Alle Rechte bleiben vorbehalten. Jegliche Nutzung, insbesondere die Vervielfältigung, Verbreitung, Bearbeitung sowie Umgestaltung – auch auszugsweise – ist nur mit ausdrücklicher schriftlicher Genehmigung des IMPP zulässig.

1   In einem Hohlorgan eines Patienten sind 0,5 kg Flüssigkeit, deren (Massen-)Dichte näherungsweise so groß wie die von Wasser ist.

Etwa welches Volumen enthält dieses Hohlorgan?

(A) 500 mm³

(B) 500 cm³

(C) 0,05 m³

(D) 0,5 m³

(E) 50 m³

2   Im Rahmen einer Studie wird die Körpergröße von 2 000 Männern im Alter von 25 Jahren ermittelt. Die Größenverteilung genügt in guter Näherung einer Gauß-Verteilung (Normalverteilung) mit einem Mittelwert von 168 cm und einer Standardabweichung von 12 cm.

Etwa wie viele Personen sind größer als 180 cm?

(A) 40

(B) 80

(C) 160

(D) 320

(E) 640

3   Ein Leuchtpunkt, der von einem Probanden mit bloßem Auge beobachtet wird, erzeugt durch Beugung an seiner Pupille ein Beugungsscheibchen auf der Netzhaut. Dieses Beugungsscheibchen hat einen Öffnungswinkel von etwa $1,5 \cdot 10^{-4}$ rad. Der Abstand zwischen Pupille und Netzhaut beträgt 22 mm.

Etwa welchen Durchmesser hat das Beugungsscheibchen auf der Netzhaut?

(A) 150 nm

(B) 700 nm

(C) 3,3 µm

(D) 3,3 mm

(E) 7 mm

4   Bei einem Autounfall wird ein Insasse der Masse 75 kg durch den eng anliegenden Sicherheitsgurt aufgefangen, wobei ein Gurtkraftbegrenzer die auf den Insassen wirkende Kraft auf maximal 5 000 N begrenzt.

Die auf den Insassen wirkende Beschleunigung wird somit (dem Betrage nach) begrenzt auf etwa

(A) 0,067 m/s²

(B) 15 m/s²

(C) 33 m/s²

(D) 67 m/s²

(E) 375 m/s²

5   Ein (einschließlich Ausrüstung) 70 kg schwerer Wanderer steigt um 1 200 Höhenmeter hinauf.

Die (physikalische) Leistung, die im Mittel erforderlich ist, um diese Hubarbeit innerhalb von 3,5 Stunden zu erbringen, liegt am nächsten bei

(A) 67 W

(B) 240 W

(C) 670 W

(D) 2 400 W

(E) 4 000 W

6   Bei der Impedanzkardiographie wird ein elektrischer Wechselstrom der Frequenz 100 kHz durch den Brustraum eines Patienten geschickt und die elektrische Impedanz des Thorax gemessen, aus deren Schwankungen Rückschlüsse auf das Herzschlagvolumen gezogen werden können.

Wie groß ist die Impedanzänderung des Brustraums, wenn bei einem festen Wert der Stromstärke von 1 mA (effektiv) die Spannung um 0,2 mV (effektiv) zunimmt?

(A) 0,2 Ω

(B) 5 Ω

(C) 20 Ω

(D) 100 Ω

(E) 500 Ω

7   Bei der Kernspin(resonanz)tomographie wird ausgenutzt, dass der Kern des Wasserstoffatoms

(A) aus mehreren Protonen zusammengesetzt ist

(B) ein magnetisches Moment besitzt

(C) mehrere Elektronen enthält

(D) radioaktiv zerfallen kann

(E) ungeladen ist

8   Mit ^{13}C markierter Harnstoff wird in der Diagnostik von Helicobacter-pylori-Infektionen verwendet („C13-Atemtest").

Das Isotop ^{13}C

(A) enthält genau so viele Neutronen wie das Isotop ^{12}C

(B) enthält mehr Protonen als das Isotop ^{12}C

(C) ist ein Positronenstrahler

(D) ist ein stabiles Isotop des Kohlenstoffs

(E) sendet β^--Strahlen aus

9   Ionisierende Strahlung kann unter anderem innerhalb einer Zelle Radikale erzeugen und damit die Zelle schädigen.

Welche der folgenden Strahlungen gehört typischerweise zu den ionisierenden Strahlungen?

(A) Infrarot-Strahlung

(B) Mikrowellen-Strahlung

(C) Röntgen-Strahlung

(D) sichtbares Licht

(E) Terahertz-Strahlung

10 Das Isotop ^{15}O des Sauerstoffs wird in der PET (Positronenemissionstomographie) eingesetzt. Es hat eine Halbwertzeit von etwa 2 min.

Etwa wie viele zerfallsfähige Atomkerne des Isotops sind ausgehend von $1 \cdot 10^{12}$ nach 20 min noch vorhanden?

(A) $4 \cdot 10^8$

(B) $1 \cdot 10^9$

(C) $2 \cdot 10^{10}$

(D) $5 \cdot 10^{11}$

(E) $1 \cdot 10^{12}$

11 Bei der sog. stereotaktischen Radiochirurgie von Hirntumoren mit dem Gamma-Knife wird ^{60}Co als Radionuklid eingesetzt.
Das instabile Nuklid zerfällt mit einer Halbwertzeit von etwa 5,26 Jahren unter Emission eines Elektrons (sowie eines Antineutrinos) und zweier γ-Quanten.

Dabei entsteht der Tochterkern

(A) ^{58}Fe

(B) ^{59}Fe

(C) ^{59}Ni

(D) ^{59}Co

(E) ^{60}Ni

12 In 10 Meter Abstand von einer (nahezu punktförmigen und nur durch Luft vom Messort getrennten) radioaktiven Quelle wird eine Äquivalentdosisleistung von 1 µSv/h gemessen.

In etwa welchem Abstand zu dieser Quelle beträgt (bei vernachlässigbar kleiner Absorption in Luft) die Äquivalentdosisleistung 0,5 µSv/h?

(A) 5 Meter

(B) 14 Meter

(C) 20 Meter

(D) 31 Meter

(E) 40 Meter

13   Eine 70 kg schwere Normalperson scheidet etwa 30 g Harnstoff pro Tag aus.

Etwa wie viel g Stickstoff ist in 30 g Harnstoff enthalten?

(Die ungefähre relative Atommasse von H ist 1, von C 12, von N 14 und von O 16.)

(A)   3 g

(B)   5 g

(C)   7 g

(D)   14 g

(E)   28 g

14   Welches der folgenden Elemente weist den höchsten Massenanteil im menschlichen Körper auf?

(A)   Calcium

(B)   Kohlenstoff

(C)   Magnesium

(D)   Natrium

(E)   Stickstoff

15   Eine Lösung von NADH zeigt photometrisch bei 340 nm und einer Schichtdicke von 1 cm eine (dekadische) Absorption (Extinktion) von 1,26. Der molare dekadische Absorptionskoeffizient von NADH bei 340 nm beträgt 6 300 L·mol^{-1}·cm^{-1}.

Wie groß ist die NADH-Konzentration dieser Lösung?

(A)   20 µmol·L^{-1}

(B)   200 µmol·L^{-1}

(C)   500 µmol·L^{-1}

(D)   2 mmol·L^{-1}

(E)   5 mmol·L^{-1}

16 Welche Aussage zum Wasser trifft zu?

(A) Der Bindungswinkel H-O-H im Wassermolekül beträgt 90°.

(B) Die Bindungsenergie einer Wasserstoffbrückenbindung entspricht der einer typischen kovalenten Bindung.

(C) Die freien Elektronenpaare des O-Atoms eines Wassermoleküls treten mit H-Atomen benachbarter Wassermoleküle in Wechselwirkung.

(D) Die Wasserstoffatome des Wassermoleküls tragen eine negative Partialladung.

(E) Jedes Wassermolekül bildet gleichzeitig maximal sechs Wasserstoffbrückenbindungen mit sechs benachbarten Wassermolekülen aus.

17 Welche Aussage über die folgende Komplexverbindung trifft zu?

$$K_4[Fe(CN)_6]$$

(A) Das Kalium-Ion hat die Koordinationszahl 4.

(B) Das Zentral-Ion hat die Oxidationsstufe +2.

(C) Die 6 Cyanid-Ionen neutralisieren die Ladung des Zentral-Ions.

(D) Die Oxidationsstufe des Eisens ist +3.

(E) Beim Lösen der Verbindung in Wasser tritt vollständige Dissoziation in Kalium-, Eisen- und Cyanid-Ionen ein.

18 Welche Aussage zu Carbonsäuren trifft zu?

(A) Bernsteinsäure ist eine Dicarbonsäure.

(B) Buttersäure ist eine ungesättigte Carbonsäure.

(C) Essigsäure ist saurer als Chloressigsäure.

(D) Fumarsäure enthält 5 Kohlenstoffatome.

(E) Ölsäure ist eine Omega-6-Fettsäure (ω6-Fettsäure).

19 Bei welchem der Moleküle handelt es sich um einen Ester?

(A) H₃C—O—C(CH₃)(CH₃)—CH₃

(B) H₃C—O—C(=O)—CH₃

(C) H₃C—O—C(OH)(H)—CH₃

(D) H₃C—O—C(O—CH₃)(H)—CH₃

(E) H₃C—C(=O)—O—C(=O)—CH₃

20 Was versteht man unter einem Lacton?

Es ist das Produkt der

(A) intermolekularen Reaktion einer OH-Gruppe mit einer Carboxylgruppe

(B) intramolekularen Reaktion einer OH-Gruppe mit einer Carboxylgruppe

(C) Reaktion einer halbacetalischen OH-Gruppe mit einem O-Nukleophil

(D) Reaktion einer NH-Gruppe mit einer Carboxylgruppe

(E) Reaktion einer SH-Gruppe mit einer Carboxylgruppe

21 Welche Formel zeigt den Phenylrest richtig?

(A) (B) (C)

(D) (E)

22 Welches der genannten Strukturelemente findet sich in dem dargestellten Protonenpumpenhemmer Omeprazol?

(A) Indolring

(B) Pyridinring

(C) Pyrimidinring

(D) Sulfonamid

(E) Thioether

23 Wie viele stereogene Zentren (Chiralitätszentren) hat die Cholsäure?

(A) 3

(B) 5

(C) 7

(D) 9

(E) 11

24 Unter Mutarotation der D-Glucose versteht man die

(A) Drehbarkeit der Bindung zwischen den C-Atomen an Position 2 und 3 der D-Glucose

(B) Isomerisierung zu D-Fructose

(C) Umwandelbarkeit zwischen Sessel- und Wannenform der D-Glucopyranose

(D) Veränderung des optischen Drehwertes der Glucoselösung infolge der Gleichgewichtseinstellung zwischen α- und β-D-Glucopyranose

(E) Veränderung des optischen Drehwertes der Glucoselösung infolge der Gleichgewichtseinstellung zwischen D- und L-Glucose

25 Glykogen

(A) besteht aus β-glykosidisch verknüpften Monosaccharidbausteinen

(B) besteht zu 20–30 % aus Amylose und zu 70–80 % aus Amylopektin

(C) enthält Glucose und Fructose zu gleichen Anteilen

(D) enthält Monosaccharidbausteine in 1,4- und 1,6-Verknüpfung

(E) ist ein unverzweigtes Homopolymer

26 Methionin

(A) besitzt eine hydrophile Seitenkette

(B) enthält eine Thioesterbindung

(C) gehört zu den ketogenen Aminosäuren

(D) kann durch Methylierung von Homocystein resynthetisiert werden

(E) kann durch Sulfatierung von Glutamat gebildet werden

27 Ornithin und Creatin sind Intermediate des menschlichen Aminosäurestoffwechsels. Welche Eigenschaft haben diese beiden Substanzen gemeinsam?

(A) Es handelt sich um cyclische Verbindungen.

(B) Es handelt sich um β-Amino-Carbonsäuren.

(C) Für ihre Biosynthese wird Arginin benötigt.

(D) Sie kommen nur im Muskelgewebe vor.

(E) Sie sind Zwischenprodukte des Harnstoff-Zyklus.

28 Welche Aussage zu Glutathion trifft zu?

(A) Glutathion wird als Propeptid am Ribosom synthetisiert.

(B) Glutathion wirkt bei der Entgiftung von (Hydro-)Peroxiden mit.

(C) Hämoglobin wird durch Glutathion im oxidierten Zustand gehalten.

(D) Im Erythrozyten ist Glutathion direkt an der Bildung von NADPH beteiligt.

(E) In der Zelle liegt Glutathion hauptsächlich als Disulfid vor.

29 Wodurch werden in einem Protein die Stränge eines β-Faltblattes typischerweise zusammengehalten?

Durch

(A) Disulfidbrücken

(B) hydrophobe Wechselwirkungen

(C) ionische Bindungen

(D) Van-der-Waals-Wechselwirkungen

(E) Wasserstoffbrücken

30 Ubiquitin wird in der Regel über sein Carboxylende durch eine Amidbindung reversibel an Proteine gebunden.

Über die Seitenkette welcher Aminosäure im Zielprotein wird Ubiquitin so gebunden?

(A) Arginin

(B) Glutamat

(C) Histidin

(D) Lysin

(E) Serin

31 Welche der Verbindungen gehört (beim Menschen) zu den typischen Bausteinen von Triacylglycerolen (Triglyceriden), die durch eine Esterbindung mit dem Glycerol (Glycerin) verknüpft sind?

(A) Cholin

(B) Essigsäure

(C) Ölsäure

(D) Phosphat

(E) Sphingosin

32 Welche Aussage zur Michaelis-Konstanten K_M trifft zu?

(A) Die K_M vergrößert sich, wenn die Maximalgeschwindigkeit v_{max} wächst.

(B) Die K_M wächst mit der Erhöhung der eingesetzten Enzymmenge.

(C) Die K_M entspricht der Enzymkonzentration, mit der die halbmaximale Geschwindigkeit einer enzymatischen Reaktion erreicht wird.

(D) Isoenzyme haben definitionsgemäß bei gleichem Substrat die gleiche K_M.

(E) Die in Gegenwart eines kompetitiven Inhibitors gemessene (apparente) K_M ist erhöht.

33 Welche Aussage zu der Glucokinase in Hepatozyten (GK) bzw. der hauptsächlichen Hexokinase der Skelettmuskelzellen (HK II) trifft zu?

(A) GK und HK II sind Isoenzyme.

(B) Die GK hat einen geringeren K_M-Wert für Glucose als die HK II.

(C) Die GK katalysiert eine Phosphorylierung der Glucose zu Glucose-1-phosphat.

(D) Die GK wird durch Glucose-6-phosphat stärker gehemmt als die HK II.

(E) Die HK II hat einen K_M-Wert für Glucose im Bereich von 10–100 mmol/L (10^{-2}–10^{-1} mol/L).

34 Fructose-2,6-bisphosphat

(A) entsteht aus Fructose-1,6-bisphosphat

(B) ist der Regulator der O_2-Affinität adulten Hämoglobins im Erythrozyten

(C) ist ein obligates Intermediat im Abbau von Glucose zu Pyruvat

(D) ist ein Reaktionsprodukt der Phosphofructokinase 1

(E) wird im Hepatozyten bei Anstieg der cAMP-Konzentration vermindert gebildet

35 Was geschieht (vollständig oder zumindest überwiegend) mit dem bei der Lipolyse in den Adipozyten anfallenden Glycerol (Glycerin)?

(A) Es wird vom Fettgewebe an das Blut abgegeben.

(B) Es wird in den Adipozyten phosphoryliert und zu Dihydroxyacetonphosphat (Glyceronphosphat) oxidiert.

(C) Es wird von den Adipozyten zur Gluconeogenese verwendet.

(D) Es wird zu Alanin abgebaut.

(E) Es wird zu Pyruvat abgebaut.

36 Thiaminpyrophosphat (TPP) ist im Reaktionszyklus des Pyruvat-Dehydrogenase-Komplexes typischerweise beteiligt an der

(A) Decarboxylierung von Pyruvat

(B) Oxidation des Enzym-gebundenen Dihydroliponamids

(C) Reduktion von NAD^+ zu NADH

(D) Übertragung einer Acetyl-Gruppe auf Coenzym A

(E) Übertragung von Elektronen auf FAD

37 Beginnend bei einem Molekül Citrat entstehen im Citrat-Zyklus nacheinander bestimmte Metabolite. Hierbei erfolgen unter anderem Oxidationen durch folgende vier Dehydrogenasen:

    Isocitrat-Dehydrogenase
    2-Oxoglutarat-Dehydrogenase (α-Ketoglutarat-Dehydrogenase)
    Succinat-Dehydrogenase
    Malat-Dehydrogenase

Welche Auflistung gibt die vier Reaktionsprodukte dieser Dehydrogenasen in der korrekten Reihenfolge wieder?

(A) Fumarat, 2-Oxoglutarat (α-Ketoglutarat), Succinyl-CoA, Oxalacetat

(B) Oxalacetat, 2-Oxoglutarat (α-Ketoglutarat), Fumarat, Succinyl-CoA

(C) Oxalacetat, 2-Oxoglutarat (α-Ketoglutarat), Succinyl-CoA, Fumarat

(D) 2-Oxoglutarat (α-Ketoglutarat), Succinyl-CoA, Fumarat, Oxalacetat

(E) Succinyl-CoA, 2-Oxoglutarat (α-Ketoglutarat), Oxalacetat, Fumarat

38 Im Pentosephosphatweg (Hexosemonophosphatweg) wird

(A) Desoxyribose-5-phosphat synthetisiert

(B) die Glucose-6-phosphat-Dehydrogenase durch NADPH stimuliert

(C) ein Metabolit der Glucose zu Ribulose-5-phosphat decarboxyliert

(D) Glucose-6-phosphat am Kohlenstoffatom C6 oxidiert

(E) 5-Phosphoribosyl-α-pyrophosphat (PRPP) synthetisiert

39 Auf welches Oxidationsmittel werden die bei der Bildung einer Doppelbindung anfallenden Elektronen von Desaturasen (direkt) übertragen?

(A) $FADH_2$

(B) NAD

(C) NADP

(D) NADPH

(E) O_2

40 Der wichtigste Cofaktor für die Hydrolyse von Triacylglycerolen (Triglyceriden) durch die Lipoproteinlipase ist das Apolipoprotein

(A) A-I

(B) B_{48}

(C) B_{100}

(D) C-II

(E) E

41 Die Summengleichung der β-Oxidation von Palmitoyl-CoA lautet:

(A) Palmitoyl-CoA + 7 FAD + 7 NAD$^+$ + 6 H$_2$O + 6 CoA-SH →
7 Acetyl-CoA + 7 FADH$_2$ + 7 NADH + 7 H$^+$

(B) Palmitoyl-CoA + 7 FAD + 7 NAD$^+$ + 7 H$_2$O + 7 CoA-SH →
8 Acetyl-CoA + 7 FADH$_2$ + 7 NADH + 7 H$^+$

(C) Palmitoyl-CoA + 7 FAD + 7 NADP$^+$ + 7 H$_2$O + 7 CoA-SH →
8 Acetyl-CoA + 7 FADH$_2$ + 7 NADPH + 7 H$^+$

(D) Palmitoyl-CoA + 8 FAD + 8 NAD$^+$ + 7 H$_2$O + 7 CoA-SH →
8 Acetyl-CoA + 8 FADH$_2$ + 8 NADH + 8 H$^+$

(E) Palmitoyl-CoA + 7 FADH + 7 NADPH + H$^+$ + 7 CoA-SH →
8 Acetyl-CoA + 7 FAD + 7 NADP$^+$ + 7 H$_2$O

42 β-Hydroxy-β-Methylglutaryl-CoA (HMG-CoA)

(A) ist das Kondensationsprodukt von 2 Molekülen Acetyl-CoA

(B) ist eine Vorstufe bei der Hämsynthese

(C) wird auch als „aktives Isopren" bezeichnet

(D) wird durch die HMG-CoA-Lyase in Acetyl-CoA und Acetoacetat gespalten

(E) wird durch die HMG-CoA-Reduktase zu β-Hydroxybutyrat umgesetzt

43 Welche Verbindung entsteht bei der Decarboxylierung von Acetoacetat (β-Ketobutyrat)?

(A) Acetaldehyd

(B) Acetat

(C) Aceton

(D) β-Hydroxybutyrat

(E) Malonat

44   Cytochrom c

(A) blockiert bei Freisetzung in das Zytosol die Wirkung von Apaf-1 (apoptotic protease activating factor 1) auf Procaspase 9

(B) enthält ein Eisen-Ion, das für Cyanid-Ionen frei zugänglich ist

(C) enthält ein Eisen-Schwefel-Zentrum vom Typ 2Fe-2S

(D) enthält eine Häm-Gruppe

(E) ist ein Protein, das an der Matrix-zugewandten Seite der mitochondrialen Innenmembran lokalisiert ist

45   Welche der folgenden Veränderungen bewirkt ein Entkoppler der Atmungskette typischerweise?

(A) Abnahme der ATP-Synthese

(B) Abnahme des Sauerstoffverbrauchs

(C) Blockade des Elektronentransports in der Atmungskette

(D) Blockade des Protonentransports in der Atmungskette

(E) Hemmung der Cytochrom-c-Oxidase

46   Welche der Reaktionen wird von der Adenylat-Kinase (Myokinase) katalysiert?

(A) ADP + ADP $\rightleftharpoons$ ATP + AMP

(B) Creatinphosphat + ADP $\rightleftharpoons$ Creatin + ATP

(C) 1,3-Bisphosphoglycerat + ADP $\rightleftharpoons$ 3-Phosphoglycerat + ATP

(D) ADP + Phosphat $\rightleftharpoons$ ATP + H_2O

(E) Phosphoenolpyruvat + ADP $\rightleftharpoons$ Pyruvat + ATP

47 Etwa wie hoch ist bei einer (Modell-)Zelle (bei 37 °C) die zytosolische Na^+-Konzentration, wenn die extrazelluläre Na^+-Konzentration 100 mmol/L und das Na^+-Gleichgewichtspotential (definitionsgemäß innen gegen außen) +61 mV betragen?

(A) 0,61 mmol/L

(B) 1 mmol/L

(C) 6,1 mmol/L

(D) 10 mmol/L

(E) 61 mmol/L

48 Welche Aussage zu Glucose-Transportern (GLUT) trifft zu?

(A) GLUT1 ist der typische Glucosesensor auf der Oberfläche der Hepatozyten.

(B) GLUT2 ist für die Aufnahme von Glucose in Erythrozyten hauptverantwortlich.

(C) GLUT3 findet sich vor allem in der Zellmembran der Herzmuskelzellen.

(D) GLUT4 ist für die Regulierbarkeit der Glucoseaufnahme in Adipozyten durch Insulin verantwortlich.

(E) GLUT5 vermittelt spezifisch die Glucoseaufnahme vom Darmlumen in die Enterozyten.

49 Welche Aussage bezüglich Zytosol oder Mitochondrien trifft zu?

(A) Bei der Gluconeogenese entsteht die freie Glucose im Zytosol.

(B) Bei der Häm-Biosynthese erfolgt die Bildung eines Moleküls mit einem Tetrapyrrol-Ringsystem aus vier Porphobilinogen-Molekülen im Zytosol.

(C) Das für die Fettsäuresynthese benötigte Malonyl-CoA wird in den Mitochondrien synthetisiert.

(D) Die Pyruvat-Dehydrogenase ist ein Enzym im Zytosol.

(E) Im Harnstoffzyklus entsteht der Harnstoff in den Mitochondrien.

50 Welche Aussage zum Harnstoff-Zyklus trifft zu?

(A) Das in Mitochondrien gebildete Citrullin gelangt mithilfe eines Antiporters ins Zytosol.

(B) Die beiden N-Atome des Harnstoffs stammen aus Carbamoylphosphat.

(C) Die Synthese von Harnstoff erfordert die Energie von sechs Mol ATP pro Mol Harnstoff.

(D) Harnstoff entsteht durch die hydrolytische Spaltung von Aspartat.

(E) Harnstoff entsteht durch die hydrolytische Spaltung von Citrullin.

51 Im Tripel-Helix-Bereich der normalen Kollagen-I-Struktur ist regelmäßig jede dritte Aminosäure in jeder Polypeptidkette

(A) Arginin

(B) Asparagin

(C) Cystein

(D) Glycin

(E) Tyrosin

52 Bei der De-novo-Synthese der Purinmononucleotide liefert Glycin ein N- und zwei C-Atome des heterocyclischen Purinkerns.

In welcher der Zeichnungen des Purinkerns (A) bis (E) sind diese drei dem Glycin entstammenden Atome durch eine gestrichelte Linie umfahren?

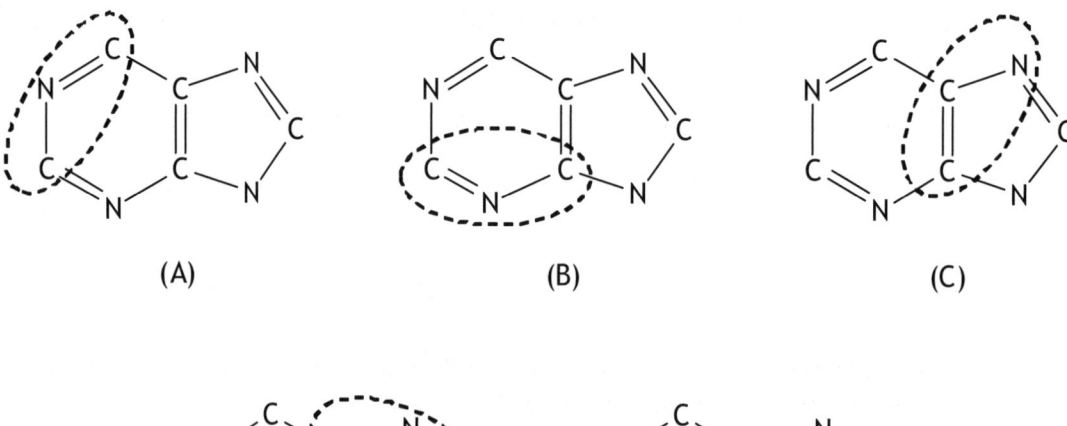

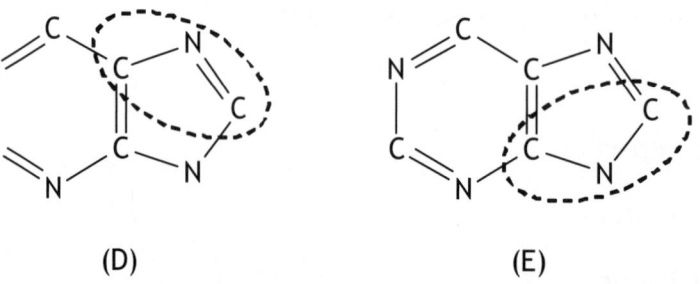

(A) (B) (C)

(D) (E)

53 Welche Produkte entstehen bei der Thymidylatsynthase-Reaktion aus dUMP und N^5,N^{10}-Methylen-Tetrahydrofolat typischerweise?

(A) dCTP + Dihydrofolat

(B) dTMP + Dihydrofolat

(C) dTMP + Tetrahydrofolat

(D) dTTP + Tetrahydrofolat

(E) dUTP + Dihydrofolat

54 Die Adenosin-Desaminase katalysiert die Umwandlung von Adenosin zu

(A) Cytidin

(B) Guanosin

(C) Inosin

(D) Orotidin

(E) Uridin

55 Uracil wird (in drei Schritten) typischerweise abgebaut zu:

(A) β-Alanin (3-Aminopropansäure)

(B) 5-Aminoimidazol (Imidazol-5-amin)

(C) Harnsäure (Urat)

(D) Orotsäure (Orotat)

(E) Xanthin

56 Dargestellt ist ein Isomer des in der Therapie der Gicht eingesetzten Allopurinols.

Dabei handelt es sich um

(A) Dihydroorotat

(B) Harnsäure

(C) Hypoxanthin

(D) Inosin

(E) Xanthin

57 Wie viele unterschiedliche Desoxyribonucleotide (und damit unterschiedliche Nucleobasen) verwendet die DNA-Polymerase im Allgemeinen bei der DNA-Replikation?

(A) 3

(B) 4

(C) 8

(D) 20

(E) 61

58 Welche Aussage zum Mechanismus der DNA-Kettenverlängerung trifft zu?

Die Anknüpfung eines neuen Nucleotidrestes an eine bestehende DNA-Kette erfolgt durch den

(A) elektrophilen Angriff der freien 5'-Phosphatgruppe der DNA an der 3'-OH-Gruppe des einzubauenden Nucleotids

(B) elektrophilen Angriff des α-Phosphoratoms des einzubauenden Nucleotids an der freien 5'-OH-Gruppe der DNA

(C) nukleophilen Angriff der freien 5'-Phosphatgruppe der DNA am Sauerstoffatom der 3'-OH-Gruppe des einzubauenden Nucleotids

(D) nukleophilen Angriff des Sauerstoffatoms der freien 3'-OH-Gruppe der DNA am α-Phosphoratom des einzubauenden Nucleotids

(E) nukleophilen Angriff des Sauerstoffatoms der 3'-OH-Gruppe des einzubauenden Nucleotids am Phosphoratom des freien 5'-Phosphatendes der DNA

59 Bei einer Infektion mit Herpes-simplex-Viren kann Aciclovir als Virostatikum eingesetzt werden. Aciclovir wird bevorzugt durch die virale Thymidinkinase phosphoryliert. Daraus entsteht durch zelluläre Kinasen ein Triphosphat:

Wird dieses Molekül statt eines dGTP von einer DNA-Polymerase zur Verlängerung eines DNA-Strangs verwendet, bricht die weitere Synthese des DNA-Strangs ab, weil dem fälschlich eingebauten DNA-Baustein ein wichtiges Strukturelement des dGMP fehlt.

Welches wichtige Strukturelement des dGMP fehlt?

(A) 2'-OH-Gruppe

(B) 3'-OH-Gruppe

(C) Methyl-Gruppe am Pyrimidinring

(D) zweite Keto-Gruppe

(E) zweite primäre Amino-Gruppe

60 Welche Aussage zur reversen Transkription trifft am ehesten zu?

Sie sorgt in menschlichen Zellen für die

(A) Bildung von Poly-A-Enden der mRNAs

(B) Bildung von Primern bei der Replikation

(C) Bildung von Telomersequenzen bei der Verlängerung von Telomeren

(D) Bildung von miRNA

(E) Reparatur von Doppelstrangbrüchen

61 Welche der folgenden Sequenzen eines DNA-Einzelstrangs hat die gleiche Sequenz im komplementären Strang des DNA-Doppelstrangs, wenn jeweils in 5'-3'-Richtung gelesen wird (palindromische DNA-Sequenz)?

(A) 5'...AAAAAA...3'

(B) 5'...AGAGAG...3'

(C) 5'...CCATGG...3'

(D) 5'...CCTCC...3'

(E) 5'...GGGTTT...3'

62 Nachstehend ist die Formel eines (u. a. in der Therapie akuter Leukämien eingesetzten) Arzneistoffs abgebildet:

Hierbei handelt es sich um ein

(A) Diastereomer des Cytidins

(B) Diastereomer des Uridins

(C) Enantiomer des Cytidins

(D) Enantiomer des Uridins

(E) Konstitutionsisomer des Uridins

63 Welche der potentiell mutagenen Noxen führt typischerweise zur Dimerisierung von Pyrimidinbasen in der DNA?

(A) aromatische Kohlenwasserstoffe (z. B. Benzpyren im Zigarettenrauch)

(B) Interkalanzien (z. B. bestimmte Zytostatika)

(C) Nitrosamine (z. B. aus Nitrit in Nahrungsmittelzusätzen)

(D) Röntgenstrahlung

(E) UV-B-Strahlung

64 Welche der Aussagen zu Restriktionsenzymen trifft am ehesten zu?

(A) Sie sind Einzelstrang-spezifische Exonucleasen.

(B) Sie spalten das Zucker-Phosphat-Rückgrat bei der Basenexzisionsreparatur.

(C) Sie spalten doppelsträngige DNA an spezifischen Erkennungssequenzen.

(D) Sie spalten spezifisch die Intronsequenzen aus der hnRNA.

(E) Sie werden bei der Klonierung zur Verknüpfung von DNA-Fragmenten eingesetzt.

65 Welche Aussage über den genetischen Code trifft zu?

(A) Bei bestimmten mRNAs kann das als Startcodon verwendete ATG für Selenocystein kodieren.

(B) Bestimmte Aminosäuren werden von sechs verschiedenen Basentripletts kodiert.

(C) Die Base an der 3. Position des Anticodons der tRNA paart sich häufig mit verschiedenen Basen an der 1. Position des Codons auf der mRNA.

(D) Es gibt insgesamt 46 verschiedene Basentripletts.

(E) Innerhalb einer Zelle ist der im Zellkern und in den Mitochondrien verwendete genetische Code völlig identisch.

66 Welcher der folgenden Parameter ist im 9. Schwangerschaftsmonat beim Feten typischerweise höher als bei der Mutter?

(A) arterieller pH-Wert im Aortenblut

(B) Hämoglobinkonzentration im Blut

(C) mittlerer arterieller Blutdruck

(D) Sauerstoffpartialdruck im Aortenblut

(E) Sauerstoffsättigung im Aortenblut

67 Welche Aussage zu Häm bzw. Hämoglobin trifft zu?

(A) Bei der Geburt besteht der größte Anteil des Hämoglobins im Blut aus zwei α- und zwei γ-Ketten.

(B) Beim Menschen codiert ein Gen für die α-Untereinheit und codieren zwei Gene für die β-Untereinheit adulten Hämoglobins (HbA).

(C) Das beim Hämoglobinabbau frei werdende Häm wird unter CO_2-Abgabe zu Bilirubin oxidiert.

(D) Der Sichelzellanämie liegt typischerweise eine Punktmutation in der α-Kette des Hämoglobins zugrunde.

(E) Die beim Hämoglobinabbau entstehenden freien Globinketten werden gespeichert und bei Bedarf wieder zur Neusynthese von Hämoglobin verwendet.

68 Bei einer Patientin mit Eisenmangel-Anämie werden folgende Werte gemessen: 100 g Hämoglobin/Liter Blut, $4 \cdot 10^{12}$ Erythrozyten/Liter Blut.

Wie hoch ist der mittlere Hämoglobingehalt pro Erythrozyt (= MCH) bei der Patientin?

(A) 4 pg

(B) 25 pg

(C) 40 pg

(D) 25 ng

(E) 40 ng

69 Bei einer lungengesunden 20-jährigen Patientin mit Eisenmangelanämie wird eine Blutentnahme durchgeführt, bei der die Patientin durch Aufregung akut hyperventiliert. Diese Blutuntersuchung ergibt:

arterieller O_2-Partialdruck: 95 mmHg (12,6 kPa)
CO_2-Partialdruck: 32 mmHg (4,3 kPa)
Hämoglobinkonzentration: 100 g/L

Welche der folgenden Aussagen passt zu diesen Bedingungen am besten?

(A) Der pH-Wert im arteriellen Blut ist niedriger als 7,33.

(B) Die maximale Sauerstoffbindungskapazität beträgt 200 mL O_2/L Blut.

(C) Die Sauerstoffbindungskurve des arteriellen Blutes ist nach rechts verlagert.

(D) Die Sauerstoffsättigung im arteriellen Blut liegt über 90 %.

(E) Bei Rückkehr zur Normoventilation wird der arterielle O_2-Partialdruck um etwa die Hälfte ansteigen.

70 Thrombozyten

(A) besitzen keinen Zellkern

(B) haben in vivo eine Halbwertszeit im Blut von etwa 120 Tagen

(C) gewinnen ihre Energie ausschließlich über anaerobe Glycolyse

(D) können keine Proteine synthetisieren

(E) werden durch Prostacyclin aktiviert

71 Welcher der folgenden an der Gerinnung beteiligten Faktoren wird vorwiegend außerhalb der Leber gebildet?

(A) Fibrinogen

(B) Gerinnungsfaktor VII

(C) Gerinnungsfaktor IX

(D) Prothrombin

(E) Tissue Factor

72   Ein Kind leidet unter spontanen Blutungen in große Gelenke. Die Symptome beruhen ausschließlich auf einer mangelnden Aktivität des Gerinnungsfaktors VIII (Hämophilie A).

In einer hämostaseologischen Untersuchung wäre (ohne Therapie) welche der folgenden Befundkonstellationen am ehesten zu erwarten?

(Blutungszeit: bis eine Blutung nach kleinem standardisiertem Lanzetteneinstich in die Haut durch primäre Hämostase zum Stillstand kommt)

	Blutungszeit	Thromboplastinzeit (bzw. Quick-Wert, INR)	(aktivierte) partielle Thromboplastinzeit (PTT)	Thrombinzeit
(A)	normal	normal	normal	verlängert
(B)	normal	normal	verlängert	normal
(C)	normal	pathologisch	normal	normal
(D)	verlängert	normal	normal	normal
(E)	verlängert	pathologisch	verlängert	normal

73   Welche Aussage zur Blutgerinnung bzw. Fibrinolyse trifft zu?

(A) Fibrinogen wird durch die Transglutaminase in Fibrin überführt.

(B) Heparin katalysiert die Spaltung von Fibrinmolekülen.

(C) Thrombin stabilisiert die Fibringerinnsel durch Knüpfen kovalenter Querverbindungen.

(D) Thromboxan A_2 hemmt die Aggregation der Thrombozyten.

(E) Urokinase spaltet Plasminogen zu Plasmin.

74 Welche der folgenden zum angeborenen Abwehrsystem gehörenden Zellen entwickeln sich typischerweise **nicht** aus myeloischen Vorläuferzellen (CFU-GEMM)?

(A) basophile Granulozyten

(B) Makrophagen

(C) Monozyten

(D) natürliche Killerzellen

(E) neutrophile Granulozyten

75 Welche Aussage zum Komplementsystem (KS) trifft zu?

(A) Bei Aktivierung des KS entstehen opsonisierende (opsonierende) Komplementfragmente.

(B) Das KS besteht aus insgesamt vier definierten Proteinen.

(C) Die Aktivierung des KS besteht aus einer kaskadenartigen kontrollierten Phosphorylierung der einzelnen Komponenten.

(D) Die Aktivierung des KS wird durch antigengebundene Immunglobuline (Antikörper) gehemmt.

(E) Die Aktivierung des KS wird hauptsächlich über Toll-like-Rezeptoren (TLR) ausgelöst.

76 Proteine, deren Konzentration im Blutplasma als Reaktion auf eine entzündliche Erkrankung typischerweise ansteigt oder abfällt, werden als positive oder negative Akute-Phase-Proteine (APP) bezeichnet.

Bei welchem der folgenden Proteine handelt es sich typischerweise um ein negatives Akute-Phase-Protein (dessen Konzentration im Blutplasma bei einer Akute-Phase-Reaktion also typischerweise abnimmt)?

(A) α_1-Antitrypsin

(B) C-reaktives Protein (CRP)

(C) Fibrinogen

(D) Haptoglobin

(E) Transferrin

77 Bei dem Neugeborenen einer 34-jährigen zweitgebärenden Frau wird eine hämolytische Anämie aufgrund Blutgruppeninkompatibilität im Rhesus-System, bedingt durch das Rhesus-Antigen D, festgestellt.

Welche der folgenden Aussagen passt hierzu am besten?

(A) Das Kind hat während der Fetalzeit die Antikörper gebildet, die das Krankheitsbild hervorgerufen haben.

(B) Das Neugeborene ist Rhesus-negativ.

(C) Das Neugeborene sollte prophylaktisch mit Anti-D-Immunglobulin behandelt werden.

(D) Der leibliche Vater des Neugeborenen ist Rhesus-positiv.

(E) Die Mutter des Neugeborenen ist Rhesus-positiv.

78 Durch proteolytische Spaltung mit Papain können Antikörpermoleküle in Fab- und Fc-Fragmente zerlegt werden.

Welche Aussage zu diesen Fragmenten trifft zu?

(A) Beim Klassenwechsel von IgM zu IgE bleibt die Aminosäuresequenz der Fc-Fragmente der Antikörper unverändert.

(B) Ein Fab-Fragment besteht aus zwei variablen und zwei konstanten Domänen.

(C) Ein Fab-Fragment enthält zwei identische variable Domänen.

(D) Fab-Fragmente aktivieren das Komplementsystem durch spezifische Bindung von C1q.

(E) Fc-Fragmente enthalten eine Antigen-Bindestelle.

79 Zu welcher Klasse gehören die Antikörper in Körpersekreten wie der Tränenflüssigkeit hauptsächlich?

(A) IgA

(B) IgD

(C) IgE

(D) IgG

(E) IgM

80 Welche Aussage zu den MHC-Komplexen trifft zu?

(A) MHC-Klasse-I-Proteine bestehen aus einer α- und einer β-Kette, die jeweils über eine membranspannende Domäne in der Plasmamembran verankert sind.

(B) MHC-Klasse-I-Proteine werden im Allgemeinen im Lumen des endoplasmatischen Retikulums mit Peptiden beladen.

(C) Als B-Zellrezeptoren (BCR) bezeichnet man MHC-Klasse-II-Proteine, die von reifen B-Zellen exponiert werden.

(D) Die Gene der MHC-Klasse-II-Proteine entstehen in den B-Zellen durch somatische Rekombination (Neukombination von DNA-Segmenten in den Chromosomen).

(E) Reife MHC-Klasse-II-Proteine enthalten das kleine Protein β_2-Mikroglobulin.

81 Welche Beschreibung zum Aufbau von Myelinscheiden trifft am ehesten zu?

Myelinscheiden bestehen im Wesentlichen aus Schichten von

(A) Cholesterin

(B) Gliazell-Plasmamembranen

(C) Oligosacchariden

(D) proteinfreien Phospholipidmembranen

(E) Triacylglycerolen (Triglyceriden) mit überlangen Fettsäuren

82 Bei einem 20-Jährigen soll die Leitungsgeschwindigkeit der afferenten Fasern im N. medianus bestimmt werden. Hierfür wird am Daumen elektrisch gereizt und mittels Oberflächenelektroden sowohl an der Beugeseite des Handgelenks (Ableitstelle①) als auch in der Ellenbeuge (Ableitstelle②) ein Summenaktionspotential bipolar abgeleitet:

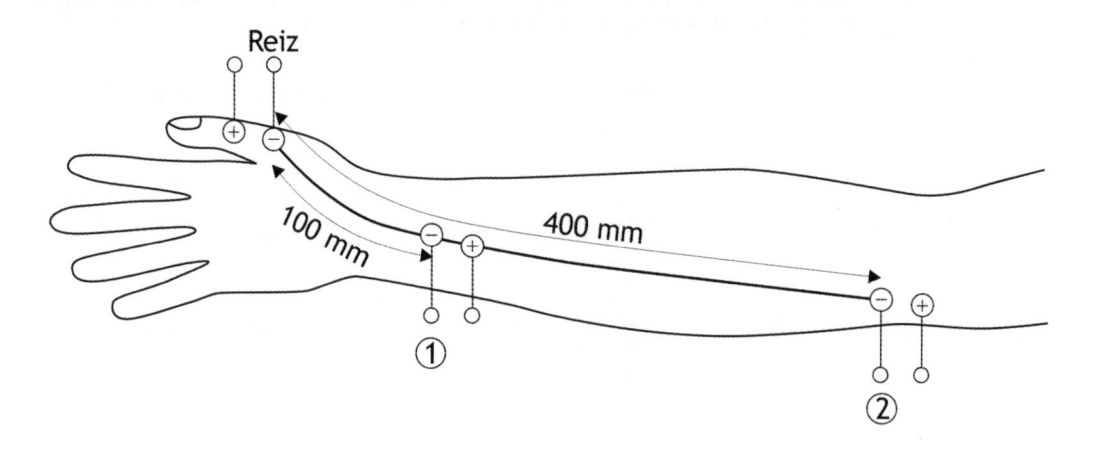

Folgende Messwerte ergeben sich:
Entfernung zwischen Reizstelle und Ableitstelle①: 100 mm
Entfernung zwischen Reizstelle und Ableitstelle②: 400 mm

Latenz zwischen Reizbeginn und Aktionspotentialgipfel bei ①: 4 ms
Latenz zwischen Reizbeginn und Aktionspotentialgipfel bei ②: 10 ms

Die so ermittelte Leitungsgeschwindigkeit liegt am nächsten bei

(A) 4 m/s

(B) 10 m/s

(C) 20 m/s

(D) 50 m/s

(E) 80 m/s

83 Welche der Aussagen bezüglich Dopamin im ZNS trifft am ehesten zu?

(A) Die Dopaminrezeptoren gehören zur Gruppe der Rezeptor-Tyrosinkinasen.

(B) Dopamin wirkt im Striatum fördernd auf die Aktivität der (D1-Rezeptoren tragenden) GABA/Substanz-P-Neurone.

(C) Dopaminfreisetzung im Nucl. accumbens durch Neurone von Projektionsbahnen aus der Area tegmentalis ventralis (VTA) (sog. mesolimbisches dopaminerges System) wirkt typischerweise motivationshemmend.

(D) Dopaminmangel im Striatum bei M. Parkinson führt typischerweise zu Intentionstremor und hyperkinetischer Bewegungsstörung.

(E) Hohe Konzentrationen von Dopamin im Hypothalamus fördern die Freisetzung von Prolactin.

84 Welcher der folgenden Potentialänderungen an einem zentralnervösen Neuron liegt am wahrscheinlichsten ein Netto-Einwärtsstrom von Kationen zugrunde?

(A) durch GABA-A-Rezeptoren vermitteltes inhibitorisches postsynaptisches Potential (IPSP)

(B) durch GABA-B-Rezeptoren vermitteltes inhibitorisches postsynaptisches Potential (IPSP)

(C) durch ionotrope Glutamat-Rezeptoren vermitteltes exzitatorisches postsynaptisches Potential (EPSP)

(D) K^+-vermittelte Hyperpolarisation nach einer Serie von Aktionspotentialen

(E) Potentialänderung durch verstärkte Aktivierung der Na^+/K^+-ATPase

85 Zur Langzeitpotenzierung (LTP) im Hippocampus trägt typischerweise bei:

(A) Abnahme der intrazellulären Calcium-Konzentration

(B) Aktivierung Calcium-abhängiger Enzyme

(C) Blockierung membranständiger NMDA-Rezeptorkanäle

(D) Dephosphorylierung von Glutamat-Rezeptorkanälen

(E) Inaktivierung von MAP(mitogen-activated protein)-Kinasen

86 Welche Aussage zu Lernen und Gedächtnis trifft (beim Menschen) im Allgemeinen zu?

(A) Das Arbeitsgedächtnis (working memory) hat eine geringere Speicherkapazität als das Langzeitgedächtnis.

(B) Die mittlere Informationsspeicherdauer im Arbeitsgedächtnis (working memory) ist kürzer als 10 ms.

(C) Die mittlere Informationsspeicherdauer im visuell sensorischen Gedächtnis (iconic memory) beträgt mehr als eine Stunde.

(D) Für das Lernen motorischer Fertigkeiten ist hauptsächlich der Hippocampus erforderlich.

(E) Für die Ausbildung des deklarativen Langzeitgedächtnisses ist hauptsächlich das Kleinhirn erforderlich.

87 Im EEG eines gesunden Erwachsenen sind synchrone hochamplitudige Wellen mit einer Frequenz von etwa 0,5–3 Hz über der gesamten Großhirnrinde am wahrscheinlichsten dominierend

(A) bei ruhigem Nachdenken mit geschlossenen Augen

(B) im entspannten Wachzustand mit geöffneten Augen

(C) im entspannten Wachzustand mit geschlossenen Augen

(D) im REM-Schlaf (REM = rapid eye movement)

(E) im Tiefschlafstadium IV

88 Welche der folgenden Sensoren sind (außer den Merkel-Zell-Axon-Komplexen) zum Tasten feiner Unebenheiten mit den darüber streichenden Fingerkuppen beim Lesen von Blindenschrift am bedeutsamsten?

(A) freie (nicht-korpuskuläre) Nervenendigungen

(B) Haarfollikelsensoren

(C) Meissner-Körperchen (RA-Sensoren)

(D) Ruffini-Körperchen (SA2-Sensoren)

(E) Vater-Pacini-Körperchen (PC-Sensoren)

89 Die Neuropeptide Substanz P und CGRP (calcitonin gene related peptide) können aus aktivierten Nozizeptoren in der Peripherie freigesetzt werden und so zur Entstehung einer neurogenen Entzündung beitragen.

Zu einer solchen neurogenen Entzündung trägt Substanz P bei, indem es (vom Genannten) am wahrscheinlichsten

(A) die Bildung von Prostaglandin E_2 (PGE_2) herabsetzt

(B) die Freisetzung von Histamin aus Mastzellen fördert

(C) die Permeabilität postkapillärer Gefäße herabsetzt

(D) eine arterielle Vasokonstriktion verursacht

(E) freie Nervenendigungen hemmt

90 Ein Patient hat Schmerzen an den Beinen durch eine Brandverletzung.

Welche der genannten Substanzen ist bei der synaptischen Umschaltung der nozizeptiven Afferenz im Rückenmarkshinterhorn auf das 2. Neuron im Verlauf der aufsteigenden nozizeptiven Bahn ein typischer von den C-Fasern freigesetzter Neurotransmitter?

(A) Dopamin

(B) Dynorphin

(C) GABA

(D) Glutamat

(E) Serotonin

91 Welche Aussage zum Gleichgewichtsorgan trifft typischerweise zu?

(A) Die Reizung von Haarzellen der Bogengangsorgane ist der wichtigste Auslöser eines optokinetischen Nystagmus.

(B) Die vestibulären Haarzellen setzen als Transmitter hauptsächlich Acetylcholin frei.

(C) Im Liegen bei ruhiger Kopfhaltung werden durch Aktivität der Haarzellen der Bogengangsorgane Aktionspotentiale im N. vestibularis ausgelöst.

(D) Im Liegen bei ruhiger Kopfhaltung wird von den Haarzellen der Macula utriculi und der Macula sacculi kein Transmitter freigesetzt.

(E) Macula utriculi und Macula sacculi erfassen hauptsächlich Dreh- bzw. Winkelbeschleunigungen.

92 Bei einem Probanden wird zur Funktionsdiagnostik der Vestibularorgane eine Drehstuhl-Untersuchung (sog. rotatorische Prüfung) durchgeführt. Nach Abstoppen der Drehbewegung tritt ein postrotatorischer Nystagmus auf.

Welche Aussage trifft für den postrotatorischen Nystagmus in den ersten Sekunden am wahrscheinlichsten zu?

(A) Er ist typischerweise der Drehrichtung entgegen gerichtet.

(B) Er ist pathologisch und spricht für eine beidseitige Labyrinthschädigung.

(C) Er ist pathologisch und spricht für eine Kleinhirnschädigung.

(D) Er ist pathologisch und spricht für eine Schädigung von Augenmuskelkernen.

(E) Er ist schwächer, wenn die Sehschärfe des Probanden vermindert ist.

93 Die Encephalomyelitis disseminata (Multiple Sklerose) kann mit einer sterilen Entzündung des Sehnerven beginnen. Dabei ist typischerweise die Leitung von Aktionspotentialen verlangsamt oder blockiert.

Welcher der folgenden Befunde ließe sich durch eine derartig gestörte Leitung von Aktionspotentialen im N. opticus am besten erklären?

(A) Lähmung des M. levator palpebrae superioris

(B) Unfähigkeit, nach Aufforderung horizontale Augenbewegungen (z. B. Wechsel der Blickrichtung von links nach rechts) auszuführen

(C) verkürzte Latenz visuell evozierter Potentiale (VEP)

(D) verminderte Sensibilität der Cornea

(E) verminderter Visus

94 Ein 20-jähriger Proband betrachtet zwei exakt gleich weit entfernte und objektiv gleich helle Gegenstände, von denen einer rot, der andere blau ist.

Dabei erscheint ihm typischerweise der rote Gegenstand im Vergleich zum blauen

	im Hellen	bei Dämmerung
(A)	näher	dunkler
(B)	näher	heller
(C)	gleich weit entfernt	heller
(D)	weiter entfernt	dunkler
(E)	weiter entfernt	heller

95 Bei einem 72-jährigen emmetropen Probanden wird eine Akkommodationsbreite von 1 dpt bestimmt.

Welche Aussage trifft somit für den Probanden am wahrscheinlichsten zu?

(A) Der Fernpunkt des Probanden befindet sich 1 m vor dem Auge.

(B) Der (akkommodative) Nahpunkt des Probanden befindet sich 100 cm vor dem Auge.

(C) Die Akkommodationsbreite des Probanden beträgt 1 % des Wertes einer gesunden 20-jährigen Person.

(D) Durch Blockade muscarinerger Cholinozeptoren in der vorderen Augenkammer (z. B. durch Atropin) wird die Akkommodationsbreite des Probanden erhöht.

(E) Nach Vorsatz einer Sammellinse von +1 dpt befindet sich der Nahpunkt des Probanden 10 cm vor dem Auge.

96 Bei einem (vormals emmetropen) Patienten war eine Augenlinse so eingetrübt (Katarakt), dass sie entfernt werden musste. Wegen intraoperativer Probleme konnte keine Kunstlinse eingesetzt werden. Die Abheilung erfolgte komplikationslos, aber das Auge ist nun linsenlos (aphak).

Ohne Hilfsmittel gilt für das aphake Auge am wahrscheinlichsten:

(A) Gegenstände in jeglicher Entfernung vom Auge werden nicht scharf auf der Retina abgebildet.

(B) Gegenstände werden scharf auf der Retina abgebildet, wenn sie sich sehr nah am Auge befinden.

(C) Gegenstände werden scharf auf der Retina abgebildet, wenn sie sehr weit vom Auge entfernt liegen.

(D) Gegenstände werden zwar scharf, jedoch vergrößert auf der Retina abgebildet.

(E) Gegenstände werden zwar scharf, jedoch verkleinert auf der Retina abgebildet.

97 In welcher Reihenfolge laufen die folgenden Reaktionen nach Belichtung in den Stäbchen der Retina ab?

1: Schließen von Kationen-Kanälen
2: cis-trans-Isomerisierung des an Opsin gebundenen Retinals
3: Hydrolyse von cGMP zu GMP
4: Austausch von GDP gegen GTP in der α-Untereinheit des Transducins

(A) 1 – 3 – 2 – 4

(B) 2 – 4 – 1 – 3

(C) 2 – 4 – 3 – 1

(D) 3 – 1 – 2 – 4

(E) 3 – 4 – 1 – 2

98 Schallwellen im menschlichen Hörbereich zeigen in Luft nahezu keine Dispersion.

Das bedeutet, dass hohe Töne nahezu die gleiche

(A) Amplitude wie tiefe Töne haben

(B) Ausbreitungsgeschwindigkeit wie tiefe Töne haben

(C) Frequenz wie tiefe Töne haben

(D) Phase wie tiefe Töne haben

(E) Wellenlänge wie tiefe Töne haben

99 Diese Frage wurde nachträglich vom IMPP entfernt und darf nicht abgedruckt werden.

100 Nimmt die Lautstärke eines Tons der Frequenz 1 kHz von 30 phon auf 70 phon zu, so steigt der Schall(wechsel)druck (die Amplitude der Schallwellendruckschwankung in Pa) um den Faktor

(A) 20

(B) 40

(C) 100

(D) 160

(E) 10 000

101 Welche der Kurven A bis E zeigt (schematisch) am ehesten das Tonschwellenaudiogramm eines Patienten mit Altersschwerhörigkeit?

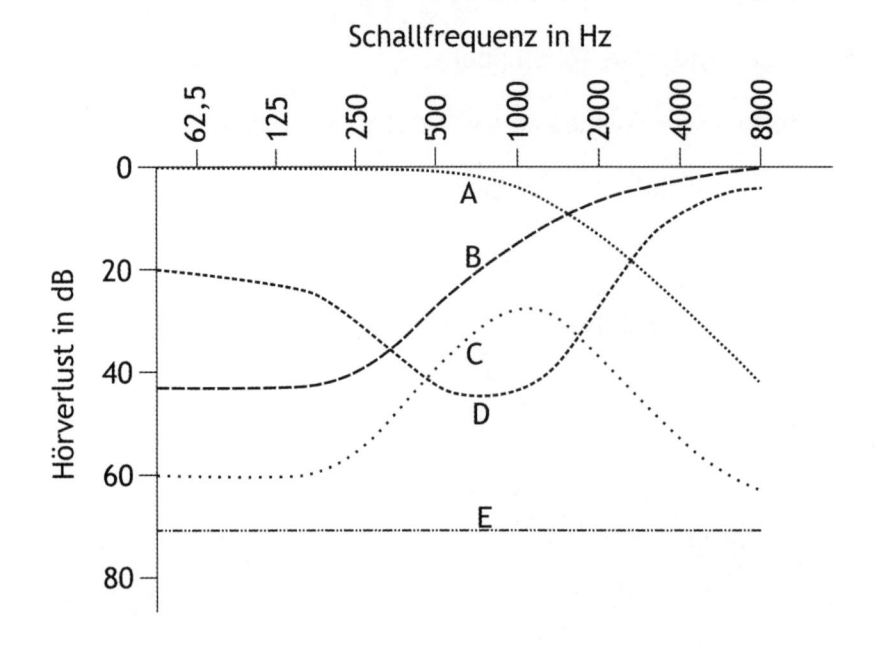

102 Welches der Enzyme ist in Riechsinneszellen (olfaktorischen Rezeptorneuronen, olfactory sensory neurons) im Allgemeinen maßgeblich verantwortlich für die Produktion des intrazellulären Messengers der Chemotransduktion?

(A) Adenylat-Cyclase

(B) Phosphodiesterase

(C) Phospholipase A_2

(D) Proteinkinase A

(E) Proteinkinase C

103 Ein Proband verbraucht nur etwa 20 % des in der (normalen) Einatemluft enthaltenen Sauerstoffs.

Etwa wie groß ist das (inspiratorisch gemessene) Atemzeitvolumen des Probanden, wenn er (unter Belastung) 2 L Sauerstoff pro Minute verbraucht?

(A) 0,4 L/min

(B) 4 L/min

(C) 10 L/min

(D) 20 L/min

(E) 50 L/min

104 Bei normaler Ruheatmung des Erwachsenen liegt der Betrag, um den sich der intrapleurale Druck (Druck im Pleuraspalt) zwischen Inspirations- und Exspirationsstellung ändert, typischerweise im Bereich von

(A) < 0,1 kPa (< 1 cm H_2O)

(B) 0,1–0,4 kPa (1–4 cm H_2O)

(C) 0,5–1,0 kPa (5–10 cm H_2O)

(D) 1,1–2,0 kPa (11–20 cm H_2O)

(E) > 2,0 kPa (> 20 cm H_2O)

105 Die folgende Abbildung zeigt schematisch Lungenvolumina bzw. -kapazitäten als senkrechte Pfeile A bis E sowie das Ergebnis einer spirometrischen Untersuchung als Kurvenverlauf.

Welcher der Pfeile A bis E markiert am ehesten die funktionelle Residualkapazität?

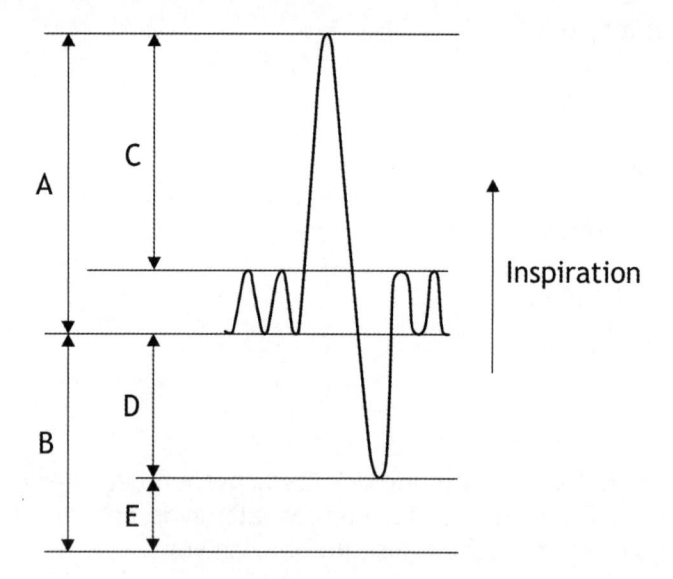

106 Ein Patient wird aufgefordert, nach maximal tiefer Exspiration maximal tief einzuatmen und anschließend maximal forciert wieder auszuatmen.

Die folgende Abbildung zeigt schematisch die Registrierung während dieses Atemmanövers:

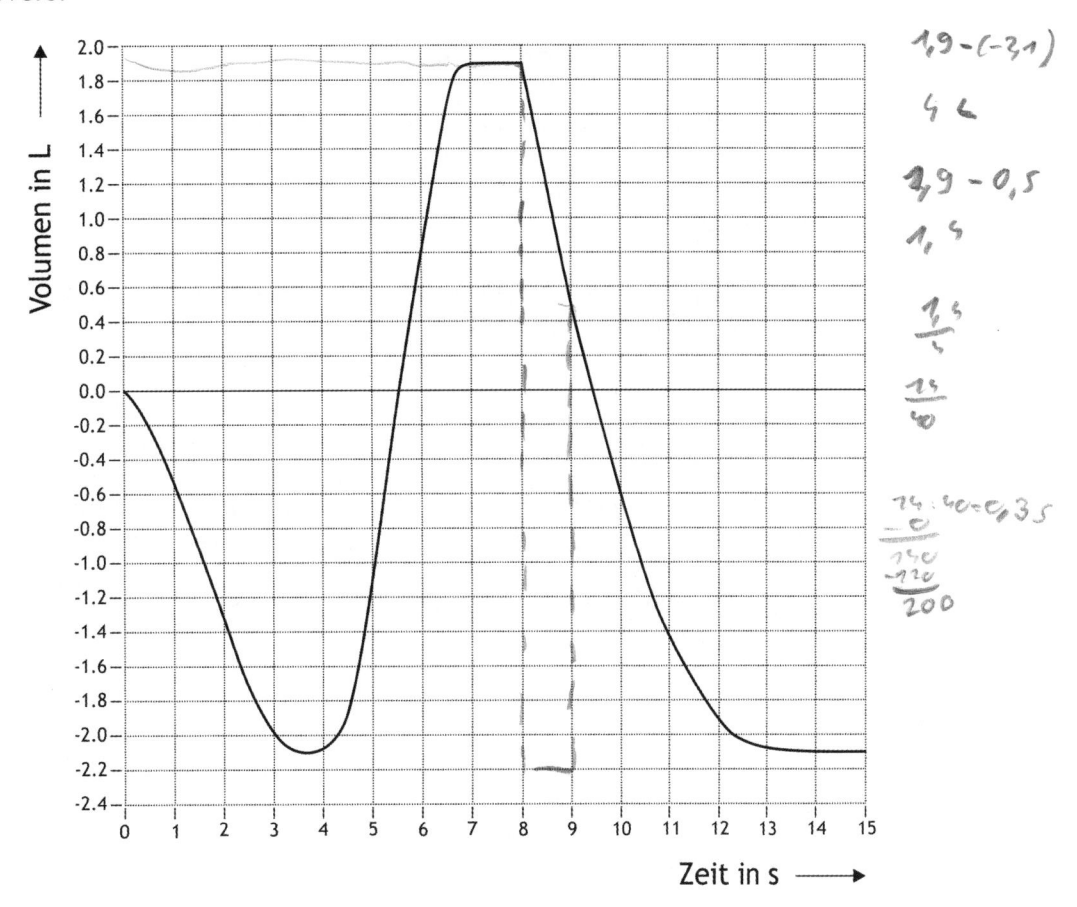

Die relative Einsekundenkapazität (im sog. Tiffeneau-Test) liegt dann am nächsten von

(A) 35 %

(B) 50 %

(C) 65 %

(D) 70 %

(E) 85 %

107 Welche Aussage zum Atemwegswiderstand trifft beim Erwachsenen typischerweise zu?

(A) Aktivierung β_2-adrenerger Rezeptoren der Bronchialmuskulatur erhöht den Atemwegswiderstand.

(B) Der Atemwegswiderstand nimmt mit zunehmender Lungenfüllung zu.

(C) Der Atemwegswiderstand sinkt mit steigender Atemstromstärke ab.

(D) Der mittlere Atemwegswiderstand ist bei forcierter Exspiration gegenüber ruhigem Ausatmen erhöht.

(E) Eine Verdopplung des Atemwegswiderstandes bewirkt eine Verdopplung der relativen Einsekundenkapazität.

108 Der CO_2-Partialdruck im exspiratorischen Gasgemisch eines ruhenden Gesunden (gemittelt über mehrere Atemzyklen) liegt am nächsten von

(A) 0,7 kPa (5 mmHg)

(B) 2 kPa (15 mmHg)

(C) 4 kPa (30 mmHg)

(D) 13 kPa (100 mmHg)

(E) 20 kPa (150 mmHg)

109 Bei einem Probanden betragen im steady state das Herzzeitvolumen 5 L/min, der Sauerstoffverbrauch 250 mL/min und der respiratorische Quotient 0,8.

Die gemischtvenös-arterielle Konzentrationsdifferenz für Kohlendioxid liegt dann am nächsten bei

(A) 10 mL CO_2 /L Blut

(B) 40 mL CO_2 /L Blut

(C) 70 mL CO_2 /L Blut

(D) 100 mL CO_2 /L Blut

(E) 200 mL CO_2 /L Blut

110 Welche Aussage zur Thermoregulation trifft beim Erwachsenen typischerweise zu?

(A) Der Wärmetransport zwischen Körperkern und Körperperipherie erfolgt hauptsächlich konduktiv durch Diffusion.

(B) Bei Indifferenztemperatur (thermische Neutralzone) erfolgt die Wärmeabgabe überwiegend durch Schwitzen.

(C) Beim Temperaturanstieg zu Beginn des Fiebers kommt es zur Vasodilatation der Hautgefäße.

(D) Interleukin-6 wirkt antipyretisch (fieberunterdrückend).

(E) Prostaglandin E_2 (PGE_2) wirkt im Hypothalamus erhöhend auf den Sollwert der Körperkerntemperatur.

111 Welches Protein hemmt in glatten Muskelzellen in Abwesenheit gebundener Calciumionen unmittelbar die Wechselwirkung von Actin und Myosin?

(A) Caldesmon

(B) Calmodulin

(C) Calnexin

(D) Troponin C

(E) Troponin I

112 Der Signalstoff Stickstoffmonoxid (NO) bewirkt eine Relaxation von glatten Muskelzellen.

Worin besteht der erste Schritt seines Wirkungsmechanismus bei diesem Prozess?

NO

(A) aktiviert eine lösliche Guanylat-Cyclase

(B) bindet an Chlorid-Kanäle und schließt diese

(C) blockiert durch Bindung an Protein-Kinase A die Phosphorylierung von Myosin

(D) inaktiviert eine lösliche Adenylat-Cyclase

(E) oxygeniert Myoglobin an der Hämgruppe

113 Im glatten Muskel wird die tonussteigernde Interaktion von Actin- und Myosinfilamenten am wahrscheinlichsten begünstigt durch

(A) Aktivierung der Myosin-leichte-Ketten-Kinase (MLCK) der Myozyten

(B) Aktivierung von Ca^{2+}-ATPasen des sarkoplasmatischen Retikulums der Myozyten

(C) Aktivierung von Ca^{2+}-gesteuerten K^+-Kanälen in der Zellmembran der Myozyten

(D) Aktivierung von β_2-Adrenozeptoren auf der Zellmembran der Myozyten

(E) Anstieg der cAMP-Konzentration im Zytosol der Myozyten

114 Welche Aussage zum Ionentransport an bzw. in Arbeitsmyokardzellen trifft zu?

(A) Der Natrium-Calcium-Austauscher (NCX) vermittelt in der relaxierten Phase typischerweise einen Ausstrom von Ca^{2+} in den Extrazellulärraum.

(B) Der Ryanodin-Rezeptor (RyR) vermittelt hauptsächlich einen Ca^{2+}-Fluss aus dem Zytosol in das sarkoplasmatische Retikulum.

(C) Die sarkoplasmatische Ca^{2+}-ATPase (SERCA) vermittelt hauptsächlich einen Ca^{2+}-Fluss aus dem sarkoplasmatischen Retikulum in das Zytosol.

(D) Membranäre L-Typ-Ca^{2+}-Kanäle ($Ca_v1.2$) vermitteln typischerweise einen Ausstrom von Ca^{2+} aus dem Zytosol in den Extrazellulärraum.

(E) Membranäre Na^+-Kanäle ($Na_v1.5$) vermitteln typischerweise einen Ausstrom von Na^+ aus dem Zytosol in den Extrazellulärraum.

115 Sie leiten bei einem 20-jährigen Studienkollegen ein Elektrokardiogramm ab und fordern ihn auf, möglichst tief ein- und anschließend wieder auszuatmen.

Welche während der Inspirationsphase auftretende EKG-Veränderung ist hierbei typischerweise normal?

(A) Abnahme der Dauer des R-R-Intervalls

(B) ST-Strecken-Hebung

(C) ST-Strecken-Senkung

(D) Zunahme der Dauer des QRS-Komplexes

(E) Zunahme der Dauer des QT-Intervalls

116 Die folgende Abbildung zeigt einen EKG-Ausschnitt mit den Ableitungen I bis III nach Einthoven bei einem 23-jährigen Mann:

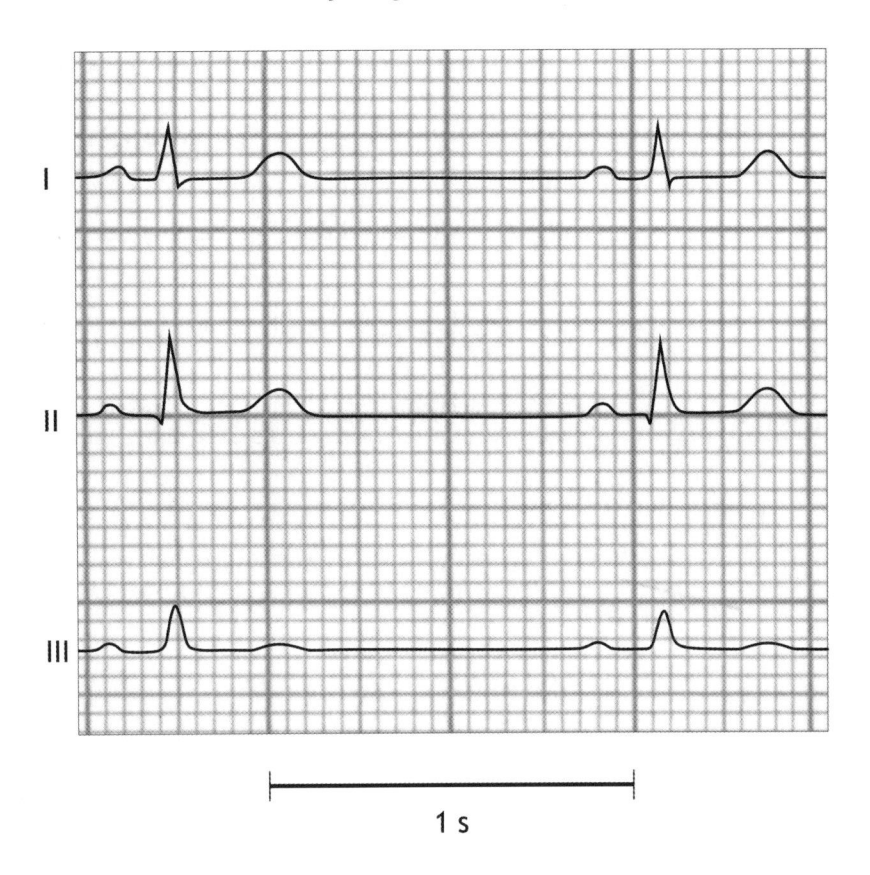

Welche der folgenden Aussagen passt hierzu am besten?

(A) Die Repolarisation der Ventrikel ist gestört.

(B) Es besteht eine Sinusbradykardie.

(C) Es handelt sich um einen Zustand erhöhter adrenerger Stimulation.

(D) Es liegt ein AV-Knotenrhythmus vor.

(E) Es liegt ein kompletter AV-Block vor.

117 Welche zeitliche Zuordnung von EKG-Abschnitt zu den Zuständen der Herzklappen trifft im Allgemeinen zu?

	EKG	AV-Klappen	Taschenklappen
(A)	P-Welle	offen	geschlossen
(B)	Q-Zacke	geschlossen	offen
(C)	ST-Strecke	offen	offen
(D)	mittleres Drittel des TP-Intervalls	geschlossen	offen
(E)	letztes Drittel des TP-Intervalls	offen	offen

118 Die folgende Abbildung zeigt schematisch das Arbeitsdiagramm (Druck-Volumen-Diagramm) des linken Ventrikels für drei aufeinander folgende Herzzyklen bei einem 30-jährigen Patienten in Ruhe.

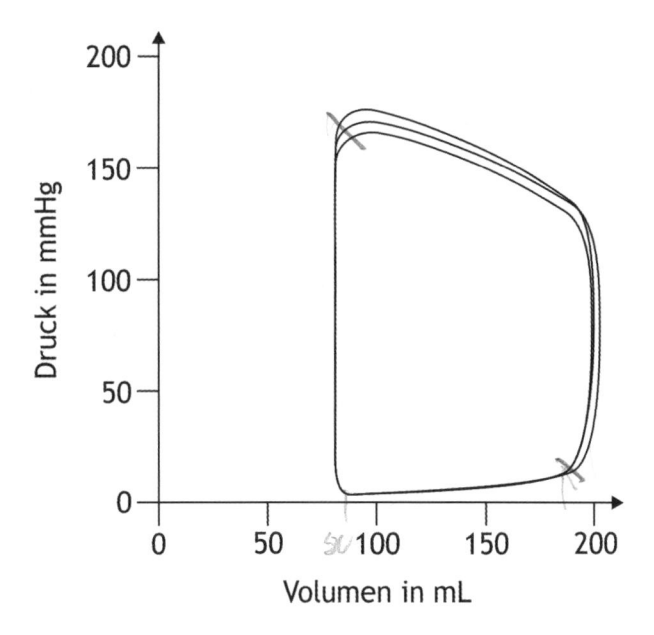

Welche der folgenden Aussagen passt am besten zu diesem Druck-Volumen-Diagramm?

(A) Am Ende der Diastole beträgt das Kammervolumen etwa 80 mL.

(B) Das Schlagvolumen beträgt etwa 80 mL.

(C) Der arterielle Blutdruck ist (verglichen mit einer gesunden Kontrollperson) wahrscheinlich erhöht.

(D) Die Druck-Volumen-Arbeit ist (verglichen mit einer gesunden Kontrollperson) wahrscheinlich vermindert.

(E) Die Ejektionsfraktion beträgt etwa 40 %.

119 Durch ein arterielles Blutgefäß eines Patienten fließen 6 L Blut/min. Der innere Radius dieses (im Querschnitt nahezu kreisförmigen) Gefäßabschnittes beträgt 0,8 cm.

Etwa wie groß ist die mittlere Strömungsgeschwindigkeit in diesem Gefäßabschnitt?

(A) 5 cm/s

(B) 10 cm/s

(C) 0,5 m/s

(D) 3 m/s

(E) 5 m/s

120 Welche der folgenden Formeln gibt das Hagen-Poiseuille-Gesetz korrekt wieder?

I = Volumenstrom (Stromstärke) durch das Rohr
R = Strömungswiderstand des Rohres
r = Innenradius des Rohres
ΔP = Druckdifferenz zwischen Anfang und Ende des Rohres
η = dynamische Viskosität der strömenden Flüssigkeit
l = Länge des Rohres

(A) $I = \dfrac{\pi \cdot r^3}{8 \cdot \eta \cdot l} \cdot \Delta P$

(B) $I = \dfrac{\pi \cdot r^4}{8 \cdot \eta \cdot l} \cdot \Delta P$

(C) $I = \dfrac{\pi \cdot r^4}{8 \cdot \eta \cdot l^2} \cdot \Delta P$

(D) $R = \dfrac{\pi \cdot r^3}{8 \cdot \eta \cdot l} \cdot \Delta P$

(E) $R = \dfrac{\pi \cdot r^4}{8 \cdot \eta \cdot l} \cdot \Delta P$

121 Welcher der in der folgenden Abbildung schematisch dargestellten Graphen A bis E gibt den Verlauf der Beziehung zwischen der (apparenten) Viskosität des Blutes (relativ zur Viskosität des Blutplasmas) und dem Gefäßdurchmesser am besten wieder? (Der Hämatokrit sei normal.)

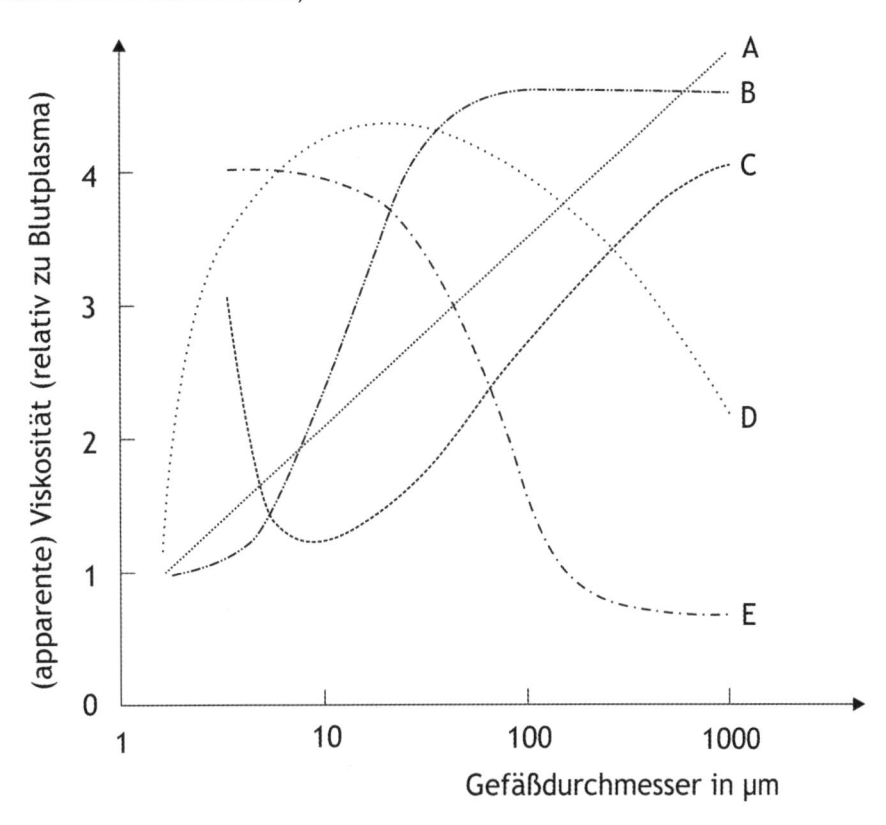

122 Beim Wechsel vom Liegen zum Stehen kommt es durch vegetative Kreislaufregulation zu charakteristischen Veränderungen. In einer Untersuchung hierzu ist ein gesunder 20-Jähriger nach 30-minütiger Liegezeit aufgestanden und steht nun seit einer Minute ruhig da.

Welche der folgenden Veränderungen im Vergleich zum Liegen ist bei ihm am wahrscheinlichsten eingetreten?

(A) verringerte Aktionspotentialfrequenz in kardialen sympathischen Efferenzen

(B) verringerte Herzfrequenz

(C) verringerte Renin-Aktivität im Blutplasma

(D) erhöhter totaler peripherer Widerstand

(E) erhöhtes Schlagvolumen

123 Der totale pulmonale Strömungswiderstand für das Blut nimmt mit Zunahme des Herzzeitvolumens (z. B. bei körperlicher Belastung) ab.

Dies wird hauptsächlich bewirkt durch

(A) Aktivierung von adrenergen α_1-Rezeptoren auf pulmonalen Venen

(B) Aktivierung von adrenergen α_1-Rezeptoren auf pulmonalen Arterien

(C) Aktivierung von Endothelin(ET)$_A$-Rezeptoren auf pulmonalarteriellen Gefäßmuskelzellen durch Freisetzung von Endothelin-1 aus pulmonalen Gefäßendothelzellen

(D) druckpassive Öffnung von Lungengefäßen

(E) hypoxische Vasokonstriktion

124 Ein Proband verrichtet zwei Stunden lang eine erschöpfende, dynamische Arbeit.

Zu welcher der folgenden Veränderungen ist es eine Stunde nach Beginn dieser körperlichen Belastung im Vergleich zum Ruhezustand vor der Belastung am wahrscheinlichsten gekommen?

(A) Abnahme der Cortisol-Konzentration im arteriellen Blutplasma

(B) Abnahme des Herzzeitvolumens

(C) Abnahme des Sauerstoffgehaltes im gemischtvenösen Blut

(D) Anstieg der Insulin-Konzentration im arteriellen Blutplasma

(E) Anstieg des pH-Wertes im arteriellen Blut

125 Ein Mann hat durch Wassermangel und starkes Schwitzen in der Wüste eine hypertone Dehydratation entwickelt.

Welche(r) der genannten Veränderungen bzw. Befunde würde bei dem Mann am besten zu dieser Situation passen?

(A) Freisetzung von Adiuretin (ADH): erniedrigt

(B) Harnzeitvolumen: 0,3 mL/min

(C) Na$^+$-Konzentration im Blutplasma: 135 mmol/L

(D) Osmolarität des Extrazellulärraums: erniedrigt

(E) Osmolarität des Urins: 300 mosmol/L

126 Ein Erwachsener nimmt eine Nahrung zu sich, die pro Tag die folgenden energetisch verwertbaren Bestandteile enthält: 300 g Protein, 100 g Kohlenhydrate, 100 g Fett.

Der physiologische Brennwert dieser pro Tag zugeführten Nahrung liegt somit am wahrscheinlichsten im Bereich von

(A) 500–1 400 kJ

(B) 1 500–4 500 kJ

(C) 5 000–7 000 kJ

(D) 7 500–9 000 kJ

(E) 9 500–15 000 kJ

127 Eine 32-jährige schwangere Frau ernährte sich seit ihrer Kindheit streng vegan. Sie aß nur rein pflanzliche Nahrungsmittel ohne Zusätze und verzichtete beispielsweise auf Milch(produkte) und Eier. Sie verwendete keine Nahrungsergänzungsmittel, vitaminhaltige Zahnpasta oder dergleichen.
Bei ihr wird nun ein durch ihre Ernährung bedingter Vitaminmangel festgestellt.

Dieser betrifft am wahrscheinlichsten welches der folgenden Vitamine?

(A) B_1

(B) B_6

(C) B_{12}

(D) C

(E) E

128 Von welchem Vitamin ist die biologisch aktive Form als Coenzym des Aminosäurestoffwechsels beteiligt an Transaminierungen, Decarboxylierungen und Eliminierungen?

(A) Cobalamin

(B) Niacin

(C) Phyllochinon

(D) Pyridoxin

(E) Riboflavin

129 Die Belegzellen des Magens sezernieren HCl über die apikale Membran.

Welcher der folgenden Transportmechanismen ist basolateral lokalisiert und für die basolaterale Aufnahme von Chloridionen in die Belegzellen quantitativ am bedeutsamsten?

(A) Cl^-/HCO_3^--Antiport

(B) K^+,Cl^--Symport

(C) Na^+,Cl^--Symport mittels NCC

(D) $Na^+,K^+,2Cl^-$-Symport mittels NKCC2

(E) Transport durch Cl^--Kanäle (ClC-5)

130 Eine Abnahme der HCl-Sekretion im Magen wird (vom Genannten) am wahrscheinlichsten bewirkt durch:

(A) Blockade muscarinerger Cholinozeptoren der Belegzellen

(B) Gastrin in der Magenschleimhaut

(C) Hemmung der Freisetzung von Somatostatin

(D) Hemmung der Synthese von Prostaglandin E_2 (PGE_2)

(E) Histamin an den Belegzellen

131 Welche Aussage zur Galle bzw. Gallenblase trifft typischerweise zu?

(A) In der Leber werden täglich etwa 30–50 mL Galle produziert.

(B) Die Bicarbonatsekretion in die Gallengänge wird durch Secretin stimuliert.

(C) Die Blasengalle ist sehr hypoton (Osmolalität < 230 mosmol/kg H_2O).

(D) Die Blasengalle ist viel alkalischer (pH-Wert > 8) als das Blutplasma.

(E) Die durch fettreichen Chymus im Duodenum ausgelöste Gallenblasenkontraktion wird hauptsächlich durch Secretin vermittelt.

132 Von Enterozyten wird im Unterschied zu Hepatozyten Apolipoprotein B_{48} statt B_{100} gebildet.

Zugrunde liegt

(A) ein alternatives Spleißen der prä-mRNA („Überspringen" von Exons)

(B) ein RNA-Editing durch eine positionsspezifische Cytidin-Desaminase

(C) eine fehlende Dimerisierung durch verminderte Glykosylierung

(D) eine Genverkürzung durch genetische Rekombination in Vorläuferzellen der Enterozyten

(E) eine posttranslationale Modifikation durch limitierte Proteolyse

133 Trypsin spaltet Polypeptidketten typischerweise auf der Carboxylseite von

(A) Arginin oder Lysin

(B) Cystein oder Methionin

(C) Leucin oder Isoleucin

(D) Serin oder Threonin

(E) Tyrosin, Phenylalanin oder Tryptophan

134 In welcher der genannten Formen wird Eisen im Dünndarm am effizientesten resorbiert?

(A) an Tannin (Gerbsäure z. B. im Tee) gebundenes Eisen

(B) Eisen-Oxalat-Komplex

(C) Eisen-Phosphat-Komplex

(D) Eisen-Phytat-Komplex

(E) im Häm gebundenes Eisen

135 In welchem der folgenden Bereiche liegt der Sauerstoffgehalt des Blutes in der Vena renalis bei einem arteriellen Sauerstoffgehalt von 200 mL O_2 / L Blut und körperlicher Ruhe am wahrscheinlichsten?

(A) 30–40 mL O_2 / L Blut

(B) 50–70 mL O_2 / L Blut

(C) 80–100 mL O_2 / L Blut

(D) 120–140 mL O_2 / L Blut

(E) 170–190 mL O_2 / L Blut

136 Welche(r) Kanal, Carrier bzw. Pumpe ist in der apikalen (luminalen) Zellmembran der proximalen Nierentubuluszelle für die (in üblichem Umfang erfolgende) Bicarbonatresorption im proximalen Tubulus typischerweise erforderlich?

(A) H^+-Kanal

(B) HCO_3^--Kanal

(C) H^+/K^+-ATPase

(D) Na^+/H^+-Antiporter

(E) Na^+,HCO_3^--Symporter

137 In der folgenden Schemazeichnung sind verschiedene Nephronsegmente mit A bis E markiert.

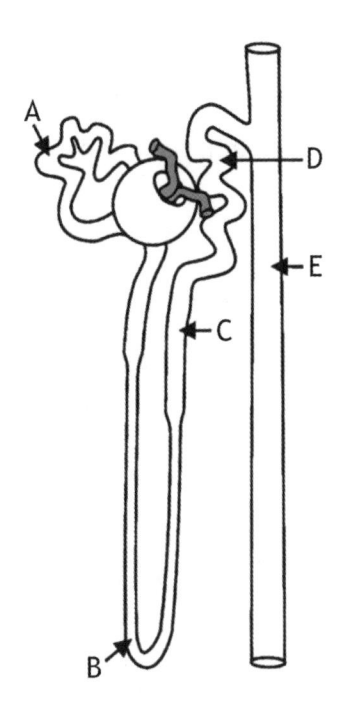

Für welches der Nephronsegmente A bis E ist der Na^+-Transport aus dem Tubuluslumen durch die apikale Zellmembran in die Tubulusepithelzelle hinein mithilfe des $Na^+,K^+,2Cl^-$-Symporters am ehesten typisch?

138 Das Verhältnis der (renalen) Clearance einer Substanz zur glomerulären Filtrationsrate (GFR) wird als fraktionelle Ausscheidung bezeichnet.
Bei einem Patienten (mit der Urinstromstärke 1 mL/min) beträgt die Creatinin-Konzentration im Blutplasma 1 mg/dL und im Urin 100 mg/dL (wobei hier Creatinin-Clearance und GFR näherungsweise gleich sind), die Harnsäurekonzentration im Blutplasma 0,2 mmol/L und im Urin 1 mmol/L.

Etwa wie hoch ist die fraktionelle Harnsäureausscheidung?

(A) 1 %

(B) 2 %

(C) 5 %

(D) 10 %

(E) 20 %

139 Welche der Antworten beschreibt am besten, was ein Abfall des Harn-pH-Wertes von 7,4 auf 6,4 bedeutet?

(A) Abfall der H$^+$-Ionen-Konzentration um den Faktor $\frac{7,4}{6,4}$

(B) Anstieg der H$^+$-Ionen-Konzentration um den Faktor $\frac{7,4}{6,4}$

(C) 10-facher Anstieg der H$^+$-Ionen-Konzentration

(D) 10-facher Anstieg der OH$^-$-Ionen-Konzentration

(E) Verschiebung der Konzentration von Puffer-Ionen ohne Änderung der H$^+$-Ionen-Konzentration

140 Es besteht der Verdacht, dass ein Kind Beeren der Tollkirsche verzehrt hat, wodurch eine Atropinvergiftung entstehen kann. Atropin blockiert muscarinerge Cholinozeptoren.

Für eine Atropinvergiftung des Kindes würde somit (vom Genannten) am meisten sprechen:

(A) Bronchospasmus

(B) feuchte Haut durch erhöhte Schweißsekretion (Hyperhidrose)

(C) Pupillenverengung

(D) Tachykardie

(E) vermehrter Speichelfluss (Hypersalivation) durch erhöhte Sekretion von dünnflüssigem Mundspeichel

141 Die Aktivität von Phosphodiesterasen beeinflusst die zytosolische Konzentration der cyclischen Nucleotide cAMP bzw. cGMP in den Zellen.

Zu welcher der folgenden Veränderungen führt eine Hemmung von Phosphodiesterasen in den jeweils angegebenen Zellen (durch die veränderte cAMP- bzw. cGMP-Konzentration) am wahrscheinlichsten?

(A) Abnahme der Corticoidsynthese in Nebennierenrindenzellen durch Änderung der cAMP-Konzentration

(B) Abnahme der Kontraktionskraft von Arbeitsmyokardzellen durch Änderung der cAMP-Konzentration

(C) Hyperpolarisation der Lichtsinneszellen durch Änderung der cGMP-Konzentration

(D) Hyperpolarisation der Riechsinneszellen durch Änderung der cAMP-Konzentration

(E) Relaxation von glatten Gefäßmuskelzellen durch Änderung der cGMP-Konzentration

142 Zu welcher Substanzgruppe gehören die Endorphine?

(A) Biogene Amine

(B) Catecholamine

(C) Nucleotide

(D) Peptide

(E) Steroide

143 Die höchste Konzentration von LH (luteinisierendes Hormon) im Blutplasma wird während eines normalen weiblichen Menstruationszyklus am wahrscheinlichsten erreicht

(A) innerhalb der ersten zwei Tage der Follikelphase

(B) innerhalb der letzten drei Tage vor der Menstruationsblutung

(C) innerhalb der mittleren drei Tage der Lutealphase

(D) während der Menstruationsblutung

(E) zwischen drei Tagen vor der Ovulation und einem Tag nach der Ovulation

144 Am stärksten unter direkter Kontrolle eines glandotropen Hormons der Hypophyse steht (vom Genannten) die Sekretion von

(A) Calcitonin

(B) Erythropoietin

(C) Insulin

(D) Renin

(E) Thyroxin

145 In der Hypophyse werden aus dort synthetisiertem Proopiomelanocortin (POMC) verschiedene hormonell aktive Peptide freigesetzt.

Welches Molekül gehört dazu?

(A) ACTH (Adrenocorticotropes Hormon)

(B) ADH (Adiuretin)

(C) CRH (Corticoliberin, corticotropin releasing hormone)

(D) Melatonin

(E) Transcortin

146 Eine Hemmung der Freisetzung von Adiuretin (ADH) tritt am wahrscheinlichsten auf durch

(A) Abnahme des arteriellen Blutdrucks

(B) Abnahme des zentralvenösen Drucks

(C) Aktivierung von kardialen Vorhofdehnungsrezeptoren Typ B

(D) Aktivierung von Osmorezeptoren im Hypothalamus

(E) Steigerung der Plasmaosmolalität

147 Ein chronischer Hyperparathyreoidismus kann durch autonomes Wachstum der Nebenschilddrüsen bedingt sein.

Welche der folgenden Veränderungen würde am besten zu einem solchen primären Hyperparathyreoidismus passen?

(A) Abnahme der Calciumkonzentration im Blutplasma

(B) Abnahme der Phosphatkonzentration im Urin

(C) Auftreten von calciumhaltigen Nierensteinen

(D) verminderte Mobilisation von Calcium aus dem Knochen durch die hemmende Wirkung von Parathormon auf die Osteoklastenaktivität

(E) Zunahme der Phosphatkonzentration im Blutplasma

148 Welche der Veränderungen steigert typischerweise die Insulinausschüttung aus der pankreatischen B-Zelle?

(A) Abnahme der zytosolischen ATP-Konzentration in der B-Zelle

(B) Aktivierung von ATP-abhängigen K$^+$-Kanälen (K$_{ATP}$-Kanälen) in der Zellmembran der B-Zelle

(C) Depolarisation der Zellmembran der B-Zelle

(D) Hemmung von spannungsabhängigen Ca^{2+}-Kanälen in der Zellmembran der B-Zelle

(E) Hypokaliämie

149 Die Verabreichung von Glucagon hat am wahrscheinlichsten welche der folgenden Wirkungen?

(A) Hemmung der Lipolyse

(B) Hemmung der Proteolyse

(C) Hypoglykämie

(D) Stimulation der hepatischen Gluconeogenese

(E) Stimulation der hepatischen Glykogensynthese

150 Eine Monoaminoxidase-Hemmung (z. B. medikamentös) hemmt (vom Genannten) primär den/die

(A) Abbau von Glutamat

(B) Abbau von Catecholaminen

(C) Hydroxylierung von Dopamin zu Noradrenalin

(D) Hydroxylierung von Tyrosin zu L-DOPA

(E) Synthese von γ-Aminobutyrat (GABA)

151 Bei der Biosynthese des Thyroxins werden im Thyreoglobulin Aminosäurereste iodiert.

Es handelt sich um Reste der Aminosäure

(A) Histidin

(B) Serin

(C) Threonin

(D) Tryptophan

(E) Tyrosin

152 Der Mediator und Neurotransmitter Histamin entsteht aus seiner direkten Vorstufe durch

(A) Decarboxylierung

(B) Desaminierung

(C) Hydroxylierung

(D) Methylierung

(E) Transaminierung

153 Tumoren der enterochromaffinen Zellen im Dünndarm können zur Ausbildung eines Karzinoidsyndroms führen, das durch die vermehrte Ausscheidung von 5-Hydroxyindol-Essigsäure gekennzeichnet ist.

Aus welcher Substanz wird 5-Hydroxyindol-Essigsäure dabei gebildet?

(A) Desoxyadenosyl-Cobalamin

(B) Histidin

(C) Melatonin

(D) Serotonin

(E) Tyrosin

154 Welche Aussage zu Calcitriol trifft zu?

(A) Ein Mangel führt zu Skorbut.

(B) Es ist ein Cofaktor der γ-Carboxylierung des Osteocalcins.

(C) Es kann beim Menschen aus 7-Dehydrocholesterol (7-Dehydrocholesterin) synthetisiert werden.

(D) Es vermindert die Ca^{2+}-Resorption im Darm.

(E) Es vermindert in der Niere die Phosphatresorption.

155 Welche Aussage zum Cortisol trifft typischerweise zu?

Cortisol

(A) hemmt in der Leber die Gluconeogenese

(B) induziert in der Leber die Synthese der Phosphoenolpyruvat-Carboxykinase

(C) steigert die Bildung von Prostaglandinen infolge der Aktivierung der Phospholipase A_2

(D) stimuliert die Aktivierung von Makrophagen durch T-Lymphozyten

(E) vermindert im Skelettmuskel den Proteinabbau

156 Bestimmte Inhaltsstoffe von Lakritze können die mineralocorticoide Wirksamkeit von Cortisol steigern.

Welche der folgenden Veränderungen ist durch eine gesteigerte mineralocorticoide Hormonwirkung (z. B. infolge eines Abusus von Lakritze) am wahrscheinlichsten zu erwarten?

(A) arterielle Hypotonie

(B) Hypokaliämie

(C) Hyponatriämie

(D) Hypovolämie

(E) nicht-respiratorische Azidose

157 Testosteron kann in Hoden, Ovar und Nebennierenrinde aus Cholesterol (Cholesterin) gebildet werden.

Ein Zwischenprodukt bei der Biosynthese von Testosteron ist

(A) Aldosteron

(B) Calcitriol

(C) Cortisol

(D) Estradiol

(E) Pregnenolon

158 Welche Aussage zu Adenosin trifft zu?

(A) Adenosin bewirkt am AV-Knoten typischerweise eine Verkürzung der AV-Überleitungszeit.

(B) Adenosin wirkt auf glatte Gefäßmuskelzellen der Koronararterien typischerweise relaxierend.

(C) Adenosin wirkt typischerweise schlafhemmend durch Stimulation cholinerger exzitatorischer Neurone im basalen Vorderhirn.

(D) Bei Unterbrechung der Koronardurchblutung sinkt die Adenosinkonzentration im ischämischen Gewebe typischerweise massiv ab.

(E) Der Abbau von Adenosin erfolgt typischerweise mittels Ektonucleotidasen.

159 Welche Aussage zur Synthese der Eicosanoide trifft zu?

(A) Bei der Leukotrien-C_4-Synthese wird ein Glutathion als Strukturelement eingebaut.

(B) Die Produkte der Lipoxygenase sind cyclische Eicosanoide (mit Fünf- bzw. Sechsringen).

(C) Die Vorstufe Arachidonsäure wird durch Phospholipase C aus Membranlipiden freigesetzt.

(D) In der von der Cyclooxygenase katalysierten Reaktion wird Arachidonsäure in Prostaglandin D_2 umgewandelt.

(E) Lipoxygenase katalysiert die Bildung von Thromboxan A_2.

160 Welche Aussage zu Prostacyclin (PGI_2) trifft typischerweise zu?

(A) Die Bildung von PGI_2 aus Arachidonsäure erfolgt durch die Lipoxygenase.

(B) Endothelzellen können kein PGI_2 freisetzen.

(C) PGI_2 wirkt bronchokonstriktorisch.

(D) PGI_2 wirkt durch Hemmung peripherer Nozizeptoren der Schmerzentstehung entgegen.

(E) PGI_2 wirkt vasodilatatorisch.